Gabriela Schwarz

Gesund mit Nüssen

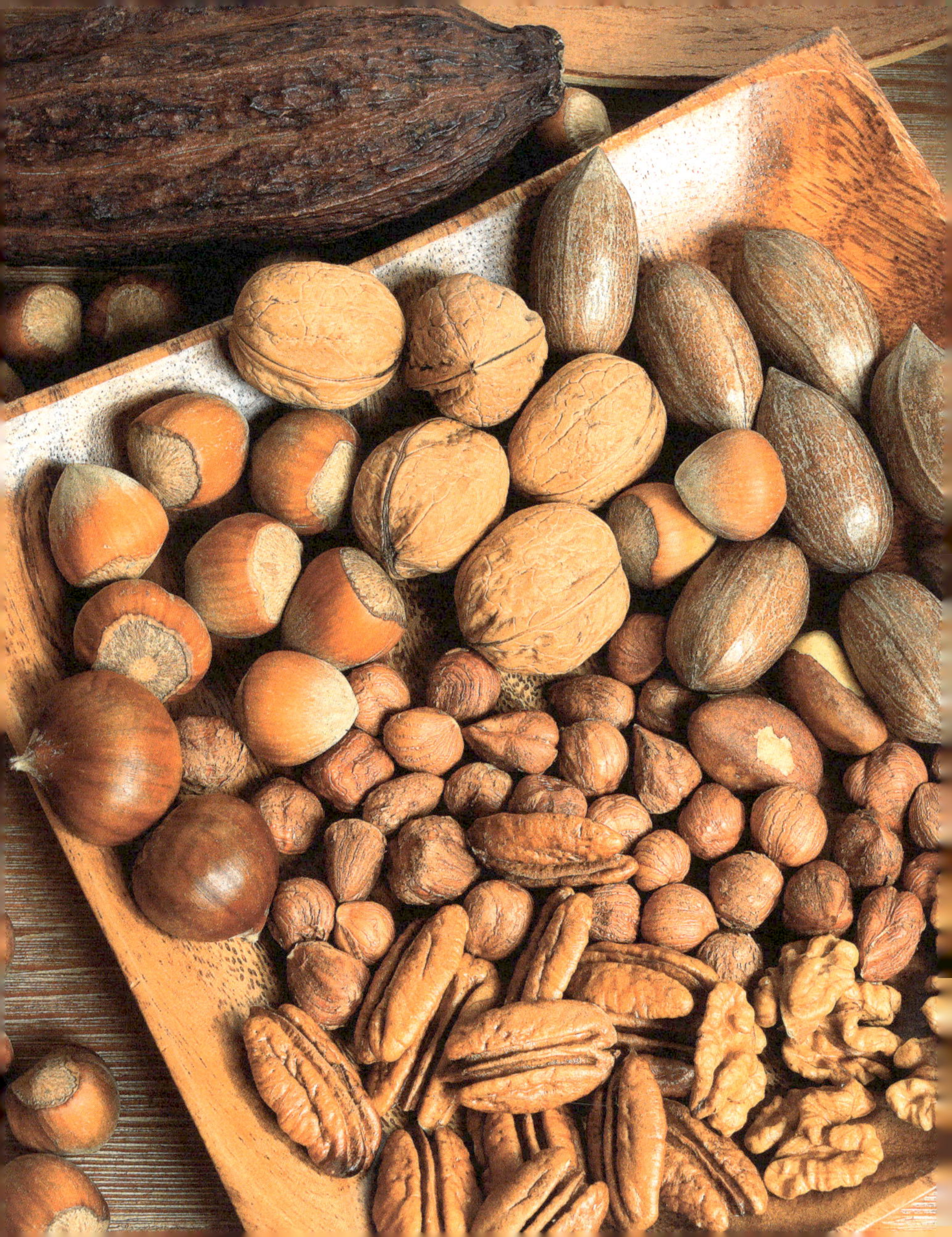

Gabriela Schwarz

Gesund mit Nüssen

- Immunstärkend
- Darmregulierend
- Demenzvorbeugend

HERBiG | *Hausapotheke*

Die Ratschläge in diesem Buch sind von Autorin und Verlag sorgfältig geprüft, dennoch kann keine Garantie übernommen werden. Jegliche Haftung der Autorin bzw. des Verlages und seiner Beauftragten für Gesundheitsschäden sowie Personen-, Sach- und Vermögensschäden ist ausgeschlossen.

MIX
Papier aus verantwortungsvollen Quellen
FSC® C084279
FSC www.fsc.org

Besuchen Sie uns im Internet unter:
www.herbig-verlag.de

Umschlaggestaltung: Wolfgang Heinzel
Coverphoto: © Yeko Photo Studio/shutterstock
Lektorat: Monika Zemene und Gabriele Berding
Bildredaktion: Birgit Veits
Satz: Buch-Werkstatt GmbH, Bad Aibling
Gesetzt aus der 9,5/13,5 Utopia
Druck und Binden: Finidr s.r.o.
Printed in EU
ISBN: 978-3-7766-2701-5

Inhalt

Vorwort

Nüsse sind nicht nur schmackhaft – und das nicht nur zur Weihnachtszeit –, sie sind eine gute Kraftquelle, liefern gesunde ungesättigte Fettsäuren, wichtige Vitamine, Mineralstoffe sowie Spurenelemente und lassen sich außerdem auch noch einfach in den täglichen Speiseplan einbauen. Nüsse weisen also eine ganze Reihe von gesunden Inhaltsstoffen auf. An erster Stelle stehen hier die ungesättigten Fettsäuren. In den letzten Jahren haben mehrere an großen Bevölkerungsgruppen durchgeführte Untersuchungen gezeigt, dass durch den regelmäßigen Verzehr von Nüssen das Risiko für Herz-Kreislauf-Erkrankungen (kardiovaskuläre Erkrankungen) deutlich sinkt. Diese Wirkung beruht zumindest teilweise auf dem günstigen Fettsäureprofil der Nüsse. Außerdem ergaben sich in anderen klinischen Studien weitere positive Gesundheitsaspekte der Nüsse. Dazu gehören Entzündungshemmung und Blutdrucksenkung, Prävention von Typ-2-Diabetes und Alzheimer-Demenz, Stärkung des Immunsystems und Reduktion des Krebsrisikos. Deshalb haben die Deutsche Gesellschaft für Ernährung (DGE), die »5 am Tag«-Kampagne und z. B. auch die Amerikanische Herzgesellschaft (American Heart Association) Nüsse in ihre Ernährungsempfehlungen aufgenommen. Als Teil einer pflanzlich betonten Ernährungsweise besitzen Nüsse die Fähigkeit, der steigenden Zahl von Erkrankungen, die zumindest zum Teil auf Ernährungsfehler zurückzuführen sind, entgegenzuwirken.

Beim Lesen unseres Buches werden Sie erkennen, dass Nüsse keine Kalorienbomben, sondern Nahrungsmittel mit hohem Gesundheitswert sind.

Dieses Buch soll aber keineswegs eine medizinische Beratung durch Arzt, Heilpraktiker oder Apotheker ersetzen. Suchen Sie also unbedingt einen Arzt oder Heilpraktiker auf, wenn sich Ihre Beschwerden nicht innerhalb von 24 Stunden gebessert haben oder Sie nicht sicher sind, wie Sie weiter verfahren sollen.
Ich wünsche Ihnen nun ein kurzweiliges Lesevergnügen und viel Spaß beim Ausprobieren der Rezepte.

Gaby Schwarz

Nüsse – echte und »falsche«

Nüsse sind lecker und gesund. Aber was sind eigentlich Nüsse, und warum wird – zumindest in der Botanik – zwischen echten und falschen Nüssen unterschieden?

Charakteristisch für eine echte Nuss sind die drei harten holzartigen Fruchtwandschichten, die den Kern umschließen. Der Kern, also eigentlich der Samen, gelangt dann als Nuss in den Handel. Zu den echten Nüssen gehören Haselnuss, Macadamianuss, Buchecker und die Edelkastanie. Bis vor Kurzem galt die Walnuss als Steinfrucht, doch nun weiß man, dass auch sie zu den echten Nüssen gehört.
Als sogenannte »falsche« Nüsse werden die sehr beliebte Erdnuss, die Mandel und die Kokosnuss zusammenfassend als Steinfrüchte bezeichnet. Die Erdnüsse gehören zu den Hülsenfrüchten, Mandeln, Pistazien sowie Cashew- und Kokosnüsse dagegen zu den Steinfrüchten. Para- und Macadamianüsse wiederum zählen zu den Kapselfrüchten.

Die gesunden Inhaltsstoffe der Nüsse

Egal ob wir echte oder »falsche« Nüsse essen, alle umgangssprachlichen »Nüsse« sind sehr gesund. So liefern sie hochwertiges Fett, das reich an wertvollen ungesättigten Fettsäuren ist, Eiweiß und Kohlenhydrate sowie Vitamine und Mineralstoffe. Außerdem sind sie eine gute Quelle für Ballast- und sekundäre Pflanzenstoffe. Die knackigen Kerne sind außerdem wertvolle Nahrung fürs Gehirn und halten unsere Konzentrationsfähigkeit auf Trab. Verantwortlich dafür sind die Nährstoffe Cholin und Lecithin, wichtig für den Aufbau von Nervenbotenstoffen.

Ballaststoffe

Ballaststoffe sind unverdauliche Nahrungsbestandteile, deren positive Wirkungen auf die Gesundheit erst im letzten Jahrhundert aufgeklärt worden sind. Die Deutsche Gesellschaft für Ernährung (DGE) empfiehlt die Aufnahme von 30 g Ballaststoffen, doch diese Menge wird nur selten erreicht, denn Ballaststoffe sind ausschließlich in pflanzlichen Produkten enthalten.

Man unterscheidet zwischen unlöslichen und löslichen Ballaststoffen. Erstere binden Flüssigkeit im Darm und vergrößern so das Volumen des Darminhalts. Dadurch wird die natürliche Darmtätigkeit angeregt, der Speisebrei verlässt den Darm rascher. Auf diese Weise können unlösliche Ballaststoffe eine Verstopfung verhindern. Die löslichen Ballaststoffe binden die hauptsächlich aus Cholesterin bestehenden Gallensäuren und fördern deren Ausscheidung. So gelangt weniger Cholesterin ins Blut, der Cholesterinspiegel sinkt.

Vitamine

Vitamine sind an nahezu allen lebenswichtigen Abläufen entscheidend beteiligt. Ohne Vitamine würden Stoffwechselreaktionen nicht ablaufen, das Immunsystem könnte nicht richtig arbeiten, der Aufbau von Zellen, Blutkörperchen, Knochen und Zähnen wäre nicht möglich. Da der Mensch nur sehr wenige Vitamine selbst synthetisieren kann, und dies auch in nur geringer

Menge, müssen diese hochaktiven Stoffe mit der Nahrung zugeführt werden. Hier die wichtigsten in Nüssen vorkommenden Vitamine:

Vitamin A gehört zu den fettlöslichen Vitaminen und kommt in der Natur nur in tierischem Gewebe vor. Pflanzliche Lebensmittel enthalten dagegen Betakarotin, aus dem bei Bedarf vom Körper dann Vitamin A gebildet wird. Deshalb wird Betakarotin, das zum Beispiel in der Pekannuss und in der Pistazie in hoher Konzentration vorliegt, auch als Provitamin A bezeichnet. Da der Körper Betakarotin nicht in nennenswerten Mengen speichern kann, muss es täglich in ausreichender Menge zugeführt werden. Vitamin A wird für den Sehvorgang, für den Stoffwechsel von Haut und Schleimhaut, für die Zellteilung und ein funktionierendes Immunsystem benötigt. Betakarotin selbst wirkt als Antioxidans, denn es fängt die gesundheitsschädlichen freien Radikale ab (siehe Kasten unten). Die DGE empfiehlt die tägliche Zufuhr von 1,0 (Männer) bzw. 0,8 mg (Frauen) Vitamin A. Ein lang andauerndes Vitamin-A-Defizit kann sich unter anderem als Nachtblindheit, aber auch als schuppende und trockene Haut und Schleimhaut äußern.

Mit Antioxidantien gegen freie Radikale

Alle Stoffwechselvorgänge bestehen aus sich abwechselnden Schäden und Reparaturen. Diese Prozesse bestimmen das Überleben einer Zelle. Ist eine Reparatur unmöglich, stirbt sie ab, wie dies beispielsweise im Alterungsprozess geschieht. Die im Körper gebildeten freien Radikale können die Lebenszeit einer Zelle dramatisch verkürzen. Zu diesen zählt auch das Sauerstoffradikal, eine chemisch äußerst

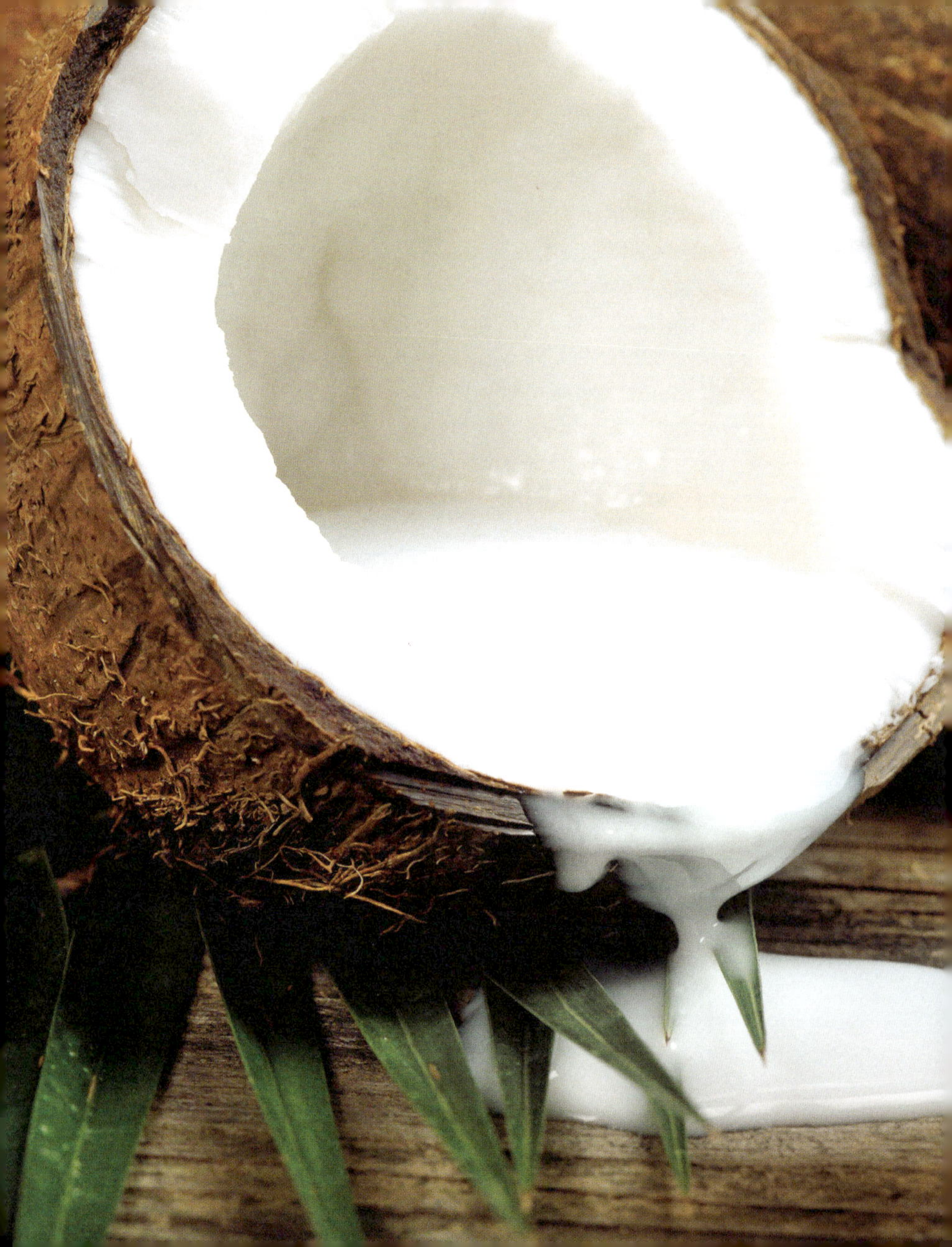

reaktionsfreudige Form des Sauerstoffs, die sich in geringer Menge bei der Reaktion von Wasserstoff und eingeatmetem Sauerstoff zu Wasser bildet. Aber auch schädliche Stoffe aus der Umwelt wie UV-Strahlung der Sonne, Nikotin, Alkohol, Ozon, Luftverschmutzung, Schwermetalle, Pestizide, Wohngifte, Lösungsmittel und radioaktive Strahlung können zur Synthese freier Radikale führen. Vermehren sich die freien Radikale im Körper über einen bestimmten Wert, sterben vermehrt Zellen ab. Viele lebensbedrohende Erkrankungen wie Krebs werden auch auf die Wirkung freier Radikale zurückgeführt. Die sogenannten Antioxidantien wirken der Bildung freier Radikale entgegen und können ihre schädigenden Einflüsse reduzieren. Im Rahmen einer chemischen Reaktion verbrauchen die Antioxidantien die freien Radikale und machen sie so unschädlich. Die lebensnotwendigen Antioxidantien führen wir entweder mit der Nahrung zu oder werden vom Körper selbst gebildet. Zu Ersteren gehören die Carotinoide (siehe Seite 21), die Vitamine C und E sowie die Spurenelemente Selen und Eisen. Zur Gruppe der vom Körper gebildeten Antioxidantien zählen die Enzyme Superperoxiddismutase, Glutathionperoxidase und Katalase sowie Sulfhydrylgruppen.

Das fettlösliche *Vitamin E* – ein Sammelbegriff für verschiedene fettlösliche Substanzen mit antioxidativen und nicht-antioxidativen Wirkungen – wird nur in Pflanzen synthetisiert. Dies erklärt, warum Pflanzenöle zu den wichtigsten Vitamin-E-Quellen gehören. Wie Betakarotin handelt es sich auch

2 Kokosnuss. Wie alle Nüsse enthält sie u.a. Vitamine und ist reich an ungesättigten Fettsäuren.

bei Vitamin E um ein starkes Antioxidans. Es schützt die mehrfach ungesättigten Fettsäuren in Zellwänden, Lipoproteinen und Depotfett vor dem Angriff durch freie Radikale. Auf diese Weise stärkt das Vitamin Immunsystem und Gefäße, spielt beim Fettstoffwechsel eine entscheidende Rolle, schützt Nervensystem und Retina, beeinflusst das Gerinnungssystem positiv, senkt das Risiko für Herz-Kreislauf-Erkrankungen, Krebs und Alzheimer-Demenz. Das Fortschreiten bereits bestehender Gefäßveränderungen kann ebenfalls durch Vitamin E verlangsamt werden. Der tägliche Vitamin-E-Bedarf liegt bei 12 mg pro Tag, Schwangere und alte Menschen benötigen mehr.

Die *Folsäure* zählt zu den wasserlöslichen B-Vitaminen. Sie ist unbedingt notwendig für den Eiweißaufbau – die Erbsubstanz besteht aus Eiweiß –, für die Bildung der roten und weißen Blutkörperchen, für die Zellerneuerung und den Sauerstofftransport. Zusammen mit anderen B-Vitaminen wandelt Folsäure Homocystein, ein giftiges Zwischenprodukt des Eiweißstoffwechsels, in Methionin um.

Frauen mit Kinderwunsch bzw. während der Schwangerschaft müssen auf einen ausreichend hohen Folsäurespiegel achten. Denn ein Folsäuremangel kann beim ungeborenen Kind zu Missbildungen wie einem offenen Rücken (Neuralrohrdefekt) führen. Deshalb empfiehlt die DGE allen Frauen, die schwanger werden könnten, eine prophylaktische Supplementierung von 400 µg Folsäure pro Tag. Die Supplementierung sollte mindestens vier Wochen vor der Konzeption erfolgen und während des ersten Schwangerschaftsdrittels beibehalten werden. Dies ersetzt jedoch keinesfalls die Folsäurezufuhr mit der Nahrung, die bei Schwangeren 600 µg pro Tag betragen sollte.

Mineralstoffe
Mineralstoffe, auch Mengenelemente genannt, sind lebensnotwendige – essenzielle – anorganische Nährstoffe. Der Körper kann diese Substanzen nicht selbst herstellen, sie müssen deshalb mit der Nahrung zugeführt werden.
Rund 99 Prozent der im Körper befindlichen 1000 bis 1500 mg *Calcium* liegen gebunden in Knochen und Zähnen vor. Calcium ist also essenziell für deren (Neu-)Bildung, Erneuerung und Festigkeit. Dem ungebundenen Calcium kommen die unterschiedlichsten Aufgaben zu. Dazu gehören die Signalübermittlung zwischen den Zellen, die Übertragung von Nervenreizen, die Muskelkontraktion inklusive der Herztätigkeit.
Nach den Empfehlungen der DGE sollten Erwachsene rund 1000 mg Calcium täglich aufnehmen. Zu den Personen mit einem erhöhten Calciumbedarf gehören Säuglinge, Kinder und Jugendliche, Frauen während der Schwangerschaft, stillende Mütter und ältere Frauen, da mit dem Rückgang der Östrogenproduktion Calcium aus den Knochen freigesetzt wird und diese an Festigkeit verlieren und brechen können. Bei einer nicht ausreichenden Calciumzufuhr wird der Mineralstoff zur Aufrechterhaltung einer adäqaten Blutkonzentration aus den Knochen freigesetzt. Dadurch kann der Knochen jedoch brüchig werden. Ein Calciummangel kann auch zu Muskelkrämpfen und Herzproblemen mit Bluthochdruck führen.

Kalium – der menschliche Körper enthält ungefähr 170 g – hat viele Aufgaben: Es reguliert Blutdruck und Herzschlag, steuert die Erregbarkeit von Muskeln und Nerven und wird für die Übertragung von Nervenimpulsen gebraucht. Gemeinsam mit Natrium und Chlor spielt Kalium im Wasser- und Elektrolythaushalt eine wichtige Rolle und ist am Energiestoffwechsel beteiligt. Die DGE empfiehlt Erwachsenen, täglich 2000 mg Kalium zu sich zu nehmen, ein Bedarf, der in der Regel durch eine gesunde Ernährung gedeckt wird. Ein Kaliummangel kann vor allem nach größerem Flüssigkeitsverlust auftreten wie nach lang andauerndem Durchfall und Erbrechen oder nach längerer Einnahme von Entwässerungs- und Abführmitteln. Ein Kaliumdefizit äußert sich in Muskelschwäche und Herzproblemen, die langfristige Überversorgung wirkt harntreibend. In sehr hohen Dosierungen, die jedoch über die Zufuhr mit der Nahrung nicht erreicht werden können, hemmt Kalium die Kontraktion des Herzmuskels, was mit verlangsamtem Herzschlag, Lethargie, Lähmungserscheinungen und sogar Herzversagen verbunden ist.

Im Vergleich zu beispielsweise Calcium benötigt der Körper bei *Magnesium* eine deutlich geringere Menge, für einen Erwachsenen genügen im Normalfall rund 300 bis 400 mg täglich. In der Rekonvaleszenz, während der Schwangerschaft und Stillzeit, in der Wachstumsphase, bei Diabetes mellitus oder auch länger anhaltenden Durchfällen sowie bei Alkohol- und Abführmittel-Missbrauch besteht ein erhöhter Bedarf. Ein Magnesiummangel ist mit den unterschiedlichsten Folgen verbunden: schmerzhafte Muskelkrämpfe in den Beinen, Depressionen, Angstzustände und beeinträchtigte Nervenfunktion, aber auch das Herz kann betroffen sein. Auch bei Wasserverlust durch verstärktes Schwitzen kann es zu Mangelerscheinungen kommen.

Phosphor sorgt für gesunde Knochen und Zähne. Es wird benötigt für die Nährstoffverwertung und um in den Zellen Energie freizusetzen.
Der größte Teil – rund 80 Prozent – des im Körper befindlichen Phosphors liegt als chemische Verbindung mit Calcium in den Knochen vor. Die restliche Phosphormenge ist an vielen Prozessen beteiligt, z. B. an der Energiegewinnung und -speicherung oder an der Regulierung der Nieren- und Herzfunktion sowie des Säure-Basen-Haushalts. Ein Phosphormangel tritt bei gesunder Ernährung kaum auf, denn der Mineralstoff ist in nahezu allen Lebensmitteln vorhanden. Vor allem eiweißreiche Lebensmittel wie Fleisch und Fisch, aber auch Brot und Käse enthalten Phosphor.

Spurenelemente

Bei Spurenelementen handelt es sich um Mineralstoffe, die beim Menschen weniger als 0,01 Prozent des Körpergewichts ausmachen. Aus diesem Grund erhielten sie den Sammelbegriff »Elemente, die nur in Spuren in Lebewesen vorkommen«. Viele Spurenelemente gehören zu den lebensnotwendigen Substanzen und müssen mit der täglichen Nahrung zugeführt werden.

Kupfer – der Körper enthält ungefähr 80 bis 100 mg – ist nach Eisen und Zink das dritthäufigste Spurenelement. Die höchsten Konzentrationen an Kupfer liegen in Leber und Gehirn sowie Herz und Nieren vor. Auf Knochen und Muskulatur entfallen rund 20 und 40 Prozent des Gesamtgehalts. Nur ein sehr kleiner Teil findet sich im Serum. Das Spurenelement spielt bei der Herstellung der Pigmente und der roten Blutkörperchen sowie für die Stärkung des Immunsystems, die Wundheilung, die Eisenaufnahme und den Aufbau verschiedener Gewebe eine wichtige Rolle.

Eisen ist ein wichtiger Baustein des roten Blutfarbstoffes (Hämoglobin) und ist somit für den Sauerstofftransport im Körper verantwortlich. Hämoglobin – ein sauerstoffbindendes Protein – enthält ungefähr 70 Prozent des gesamten Eisenbestandes des Körpers. Außerdem wird Eisen auch für den Aufbau des Muskelfarbstoffs Myoglobin benötigt, das den Sauerstoff in den Muskeln speichert. Eisenhaltige Enzyme sind auch an der Umwandlung von Betakarotin in Vitamin A beteiligt, ebenso an der Bildung von Kollagen, ein Eiweiß, das in Zahnfleisch, Zähnen, Knorpel und Knochen enthalten ist.

Die DGE empfiehlt für Erwachsene die Aufnahme von 10 mg (Männer) bzw. 15 mg (Frauen). Im Alter sinkt der Bedarf bei Frauen, dann genügt die Zufuhr von 10 mg Eisen täglich. Gute Eisenquellen sind rotes Fleisch und Leber. Auch Gemüse, Vollkornprodukte und Hülsenfrüchte enthalten viel Eisen.

Ein Eisenmangel ist relativ häufig, jedoch ist nur selten ein ungenügendes Angebot in der Nahrung die Ursache dafür. Meist liegt eine gestörte Aufnahme im Magen-Darm-Bereich oder eine nicht ausreichende Speicherung in der Leber zugrunde. So kann die Aufnahme von Eisen im Darm durch Tee, Kaffee – beide enthalten Substanzen, die mit Eisen einen Komplex bilden –, Medikamente (z. B. Tetrazykline, Antazida, Kortison und hormonelle Verhütungsmittel) oder durch eine entzündete Darmschleimhaut erheblich beeinträchtigt werden. Aber auch chronischer Blutverlust, z. B. bei einem Magengeschwür, oder zu starke Regelblutungen können für einen zu niedrigen Eisenspiegel verantwortlich sein. Folgen eines langfristigen Eisenmangels ist Blutarmut (Anämie), die sich vor allem durch Müdigkeit, Kurzatmigkeit, Erschöpfung, Blässe und eine spürbare Leistungsbeeinträchtigung äußert.

Auch heute wird noch diskutiert, ob *Fluor* zu den lebensnotwendigen Spurenelementen gehört. Der Gesamtkörperbestand an Fluor beträgt zwischen 2 und 5 g. Fast die gesamte Menge ist in Knochen und Zähnen gebunden, wo das Spurenelement für die Härtung mitverantwortlich ist. Deutschland ist größtenteils ein Land mit Fluoridmangel. Das Trinkwasser enthält durchschnittlich nur etwa 0,3 mg Fluorid pro Liter. Die DGE empfiehlt für Erwachsene die Zufuhr von 1,5 bis 4 mg täglich. Mit 0,1 bis 0,5 mg pro Tag wird diese Menge in Deutschland jedoch bei Weitem nicht erreicht.

Mangan muss wie die anderen Spurenelemente mit der Nahrung zugeführt werden. Der Gesamtkörperbestand beträgt etwa 10 bis 40 mg. Es wird für den Aufbau von Knorpel- und Knochengewebe benötigt, spielt bei der Bildung verschiedener Enzyme eine Rolle. Auch für die Insulinsynthese und -freisetzung wird Mangan benötigt, ebenso für die Herstellung von Melanin und Dopamin. Mangan ist vor allem in pflanzlichen Lebensmitteln wie Getreide, Reis und Hülsenfrüchten enthalten. Die Zufuhrempfehlungen der DGE für Erwachsene betragen 2 bis 5 mg täglich.
Der Körper speichert rund 10 bis 20 mg *Jod,* ebenfalls ein essenzielles Spurenelement. Jod ist für die Produktion der Schilddrüsenhormone unbedingt erforderlich. Diese wiederum sorgen für eine gesunde Entwicklung des Nervensystems, der Knochen und anderer Gewebe. Ein Joddefizit gilt als häufigste Ursache für vermeidbare geistige Schäden. Da die Böden und damit auch Gemüse und Obst nur geringe Jodmengen enthalten, zählt Deutschland zu den typischen Jodmangel-Gebieten. Größere Jodmengen finden sich nur in Seefisch und Meeresfrüchten. Die DGE empfiehlt die Zufuhr von 200 µg Jod pro Tag. Ein erhöhter Bedarf liegt während der Schwangerschaft

und der Stillzeit vor. Die tatsächliche Zufuhr beträgt jedoch nur 30 bis 90 µg. Jodiertes Speisesalz hilft, das Joddefizit zu verringern. Jodmangel führt zur Unterfunktion der Schilddrüse (Hypothyreose). Wird diese Unterfunktion nicht adäquat behandelt, klagen die Betroffenen über Müdigkeit und fehlenden Antrieb, erhöhtes Schlafbedürfnis, Konzentrationsstörungen, Kälteempfindlichkeit und Verstopfung. Bei Kindern kommt es zu Wachstums- und Entwicklungsstörungen.

Das lebensnotwendige Spurenelement *Zink* ist Kofaktor vieler Enzymsysteme. Es ist am Vitamin-A-, Kohlenhydrat- und Fettstoffwechsel beteiligt, steuert die Funktion verschiedener Hormone, z. B. Schilddrüsenhormone, Insulin, Sexual- und Wachstumshormone, und wird für Zellwachstum und -differenzierung sowie ein gesundes Abwehrsystem benötigt. Austern, Nüsse, Kalbsleber, Käse, Fleisch und Getreidekeime sind gute Zinkquellen. Die DGE empfiehlt die Zufuhr von 12 bis 15 mg Zink täglich. Ein Zinkmangel kann sich bei Kindern in Wachstumsstörungen äußern, später sind Störungen des Geschmacks- und Geruchssinns sowie der Wundheilung, Hautveränderungen, Haarausfall, psychische Probleme und erhöhte Infektanfälligkeit möglich.

Auch das Spurenelement *Selen* ist für den menschlichen Organismus lebensnotwendig. Selen ist Bestandteil einiger Enzyme und ist für die Entgiftung des Körpers nötig. Es ist an der Immunabwehr und der Aktivierung der Schilddrüsenhormone beteiligt. Die DGE-Zufuhrempfehlungen gehen von 20 bis 100 µg pro Tag aus. Während der Schwangerschaft und Stillzeit und im Alter sowie bei Rauchern, Krebspatienten und Menschen mit Immunschwäche ist eine höhere Menge erforderlich. Die tatsächliche Zufuhr liegt in Deutschland jedoch deutlich darunter, denn um 100 µg Selen aufzunehmen, müsste man etwa 3,3 Liter Milch trinken oder 12 kg Gemüse essen. Ein zu geringer Selenspiegel kann nachweislich das Risiko für Krebs- und Herz-Kreislauf-Erkrankungen sowie Virusinfektionen erhöhen.

Sekundäre Pflanzenstoffe

Sekundäre Pflanzenstoffe kommen in der Pflanze nur in geringen Spuren vor. Sie dienen der Pflanze als Abwehrstoffe gegen Schädlinge, als Farbstoffe, als Wachstumsregulatoren und auch als Lock- oder Aromastoffe, mit denen die Pflanzen Insekten anlocken und damit ihre Fortpflanzung sichern. Die sekundären Pflanzenstoffe lassen sich nach ihrer chemischen Struktur in zehn Gruppen unterteilen und sind auch für unsere Gesundheit von großer Bedeutung:

- Carotinoide: Sie kommen in roten und gelben Früchten und Gemüsesorten vor. Sie beugen Krebs vor und wirken antioxidativ, schützen die Zellen also vor den aggressiven freien Radikalen. Sie modulieren das Immunsystem und senken den Cholesterinspiegel. Zu den Carotinoiden gehören neben Betakarotin unter anderem auch Lykopin, Lutein und Zeaxanthin.
- Phytosterine: Sie sind in Pflanzenölen und -samen enthalten. Sie beugen ebenfalls Krebserkrankungen vor.
- Saponine: Hauptlieferant dieser Gruppe sind Hülsenfrüchte. Sie beugen Krebserkrankungen vor, wirken antimikrobiell, sind also in der Lage, schädliche Mikroorganismen wie Bakterien, Viren und Pilze im Wachstum zu hemmen, modulieren das Immunsystem und senken den Cholesterinspiegel.

- Glukosinolate: Sie kommen vor allem in Senf, Kohlrabi, Meerrettich und Kohlgemüse vor. Sie haben eine vorbeugende Wirkung gegen Krebs, wirken antimikrobiell, antioxidativ und regulieren den Blutzucker. Außerdem beugen sie Herz-Kreislauf-Erkrankungen vor.
- Polyphenole: Sie sind enthalten in grünblättrigem Gemüse oder in den Randschichten von Obst und Gemüse. Sie beugen der Entstehung von Krebserkrankungen vor, haben einen antimikrobiellen, antioxidativen und antithrombotischen Effekt. Außerdem modulieren sie das Immunsystem, hemmen Entzündungen, regulieren den Blutdruck und den Blutzucker.
- Protease-Inhibitoren: Sie sind vor allem in Pflanzensamen enthalten und beugen der Krebsentstehung vor, wirken antioxidativ und regulieren den Blutzucker.
- Monoterpene: Diese Aromastoffe findet man beispielsweise in Pfefferminze, Kümmel und Limonen. Diesen Substanzen wird ein antimikrobieller Effekt zugeschrieben.
- Phytoöstrogene: Hauptlieferanten sind Sojabohnen, Leinsamen und Vollkornprodukte. Auch sie können Krebserkrankungen vorbeugen und wirken antioxidativ. Außerdem zeigen sie eine dem menschlichen Östrogen vergleichbare Wirkung, jedoch deutlich schwächer ausgeprägt.
- Sulfide: Diese Schwefelverbindungen sind vor allem in Knoblauch, Zwiebeln und Kohlgemüse enthalten und für deren typischen Geruch verantwortlich. Sulfide zeigen einen antimikrobiellen, antioxidativen und antithrombotischen Effekt, modulieren das Immunsystem, hemmen Entzündungen, regulieren Blutdruck und Blutzucker und senken Cholesterin.
- Lektine: Man findet sie in Hülsenfrüchten und Getreide.

Nüsse sind mehr als nur ein Snack

Nüsse, echte und falsche, wurden von der Ernährungswissenschaft noch bis vor Kurzem als fettreiche Kalorienbomben abgetan, deren Genuss lediglich zur Gewichtszunahme führt, aber keine positive Wirkung auf die Gesundheit hat. Doch jetzt sind sich auch die Ernährungswissenschaftler und Mediziner darüber einig, dass Nüsse unsere Gesundheit günstig beeinflussen und vor Krankheiten schützen können. Hinzu kommt, dass der Verzehr von Nüssen trotz deren hohen Fettgehalts das Gewicht nicht steigen lässt, denn es handelt sich wie auf Seite 9 beschrieben größtenteils um die gesunden ungesättigten Fettsäuren.

Nüsse senken den Cholesterinspiegel
Die Auswertung der Adventist Health Study – hierfür wurden von 1977 bis 1982 die Ernährungsgewohnheiten von über 30 000 Adventisten erfasst – führte zu dem Ergebnis, dass der Verzehr von Nüssen ein- bis viermal pro Woche das Herzinfarktrisiko um 24 Prozent reduzierte. Bei Personen, die täglich Nüsse aßen, sank das Risiko sogar um 50 Prozent. Wurden die Studienteilnehmer noch weitere zwölf Jahre beobachtet, zeigte sich, dass hoher Nussverzehr mit einer niedrigeren Rate von Herz-Kreislauf-Erkrankungen sowie einer höheren Lebenserwartung verbunden war. Diese Ergebnisse lassen sich auch auf die Allgemeinbevölkerung übertragen.
In klinischen Studien wurde übereinstimmend festgestellt, dass der Verzehr von Mandeln, Pistazien sowie Hasel-, Pekan-, Erd-, Macadamia- und Walnüssen – sie machten rund 20 Prozent der täglich aufgenommenen Kalorienmenge aus – die Werte für Gesamt- und LDL-Cholesterin deutlich senken.

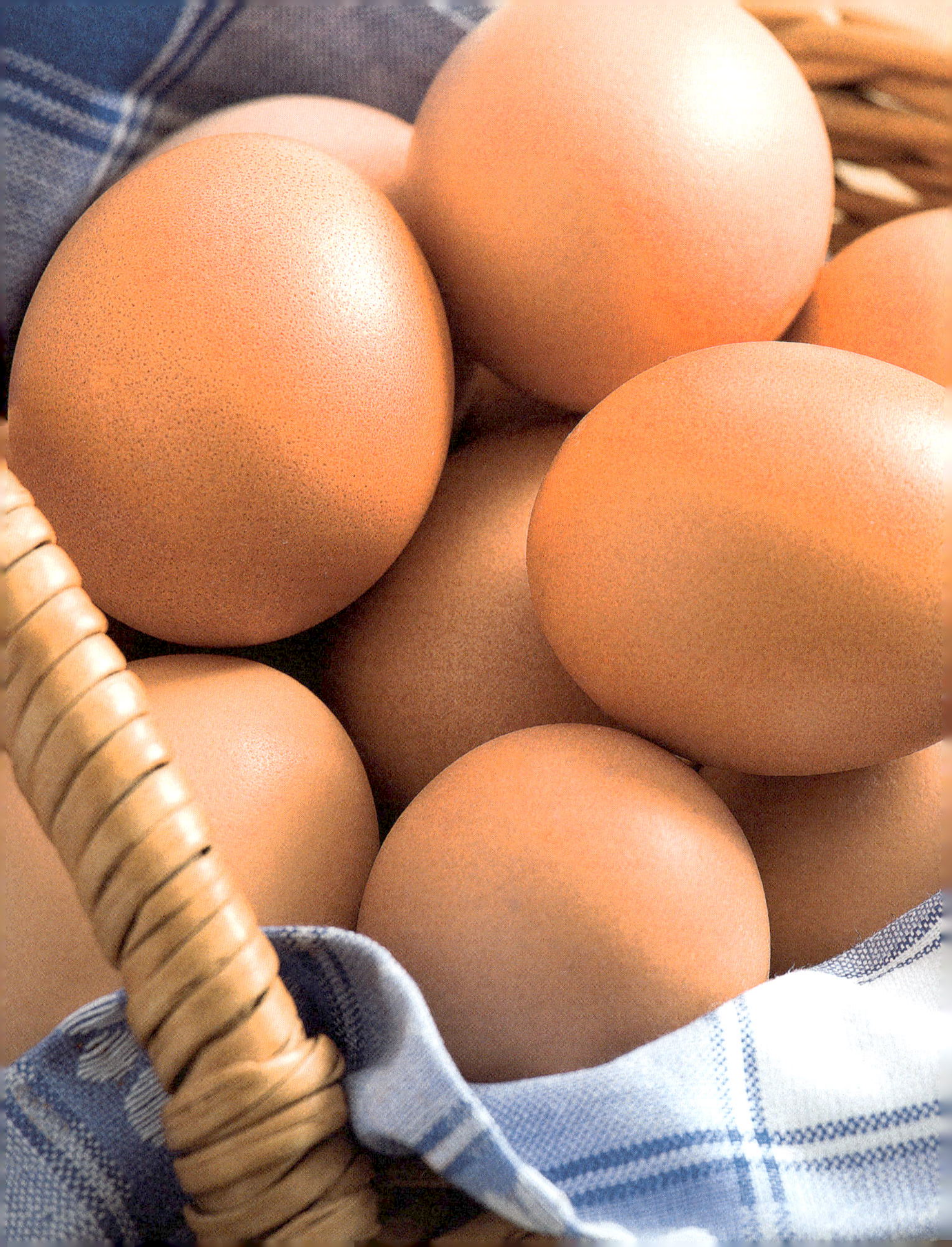

So ergab beispielsweise in Australien der Vergleich einer Macadamianuss- mit einer fettarmen Diät deutlich günstigere Blutfettwerte für die sehr fettreichen Macadamianüsse. In weiteren Studien wurde auch für Walnüsse ein cholesterinsenkender Effekt nachgewiesen.
In einer weiteren US-amerikanischen klinischen Studie erhielten 18 Männer vier Wochen lang entweder eine Walnuss- (84 g Walnüsse pro Tag) oder eine nussfreie Diät mit gleichem Fett-, Protein- und Kohlenhydratgehalt. Dann wurde für weitere vier Wochen getauscht. Durch die Nussdiät ging der Gesamtcholesterinwert um 12, der LDL-Wert um 16, der Triglycerid-Wert um 8 Prozent zurück. In einer kalifornischen Untersuchung bekamen 45 Personen mit erhöhten Blutfettwerten vier Wochen lang eine von drei Diäten – Mandeln, Olivenöl, Milchprodukte – mit gleichem Fettgehalt. Während der Mandeldiät nahmen die Werte für Gesamt- und LDL-Cholesterin deutlich ab, der HDL-Cholesterinspiegel veränderte sich nicht. Die Olivenöldiät bewirkte dagegen keine Veränderungen, die Milchfettdiät sogar eine Zunahme des Gesamtcholesterinwertes.
Die vorhandenen wissenschaftlichen Daten über die gesundheitlichen Vorteile des Nusskonsums haben dazu geführt, dass die American Heart Association Nüsse mittlerweile offiziell als Bestandteil einer gesunden Ernährung empfiehlt. Eine Handvoll Nüsse täglich bringt die optimalen gesundheitlichen Vorteile.

Niedrigeres Krebsrisiko durch Nüsse

Einige Studien deuten auch darauf hin, dass der Verzehr von Nüssen das Krebsrisiko deutlich reduziert. Nach einer in Japan durchgeführten Studie wiesen Teilnehmer, die nie Nüsse aßen, ein deutlich höheres Magenkrebs-

3 Nüsse enthalten viel gesundes Fett und senken den Cholesterinspiegel.

risiko auf als die Personen, die wenigstens einige Male im Monat Nüsse auf ihrem Speiseplan hatten.

Mit Nüssen gegen Alzheimer-Demenz

2010 erschien eine Studie, in der der Einfluss unterschiedlicher Ernährungsgewohnheiten auf die Entstehung der Alzheimer-Demenz untersucht wurde. Am Anfang der Studie wies keiner der 2148 über 65 Jahre alten Studienteilnehmer eine Alzheimer-Demenz auf. Alle Teilnehmer dokumentierten ihre Ernährungsgewohnheiten und wurden alle 18 Monate medizinisch sowie neurologisch untersucht. Bei 253 Personen wurde im Laufe der Zeit eine Alzheimer-Demenz diagnostiziert. Es zeigte sich eine negative Korrelation zwischen einer Ernährung mit einem hohen Anteil an mehrfach ungesättigten Fettsäuren, Vitamin E und Folsäure und der Entwicklung einer Alzheimer-Demenz. Studienteilnehmer, die sich so ernährten, hatten ein um bis zu 38 Prozent geringeres Risiko für eine Alzheimer-Demenz. Deshalb kamen die Wissenschaftler zu dem Schluss, dass eine bestimmte Ernährung mit einem hohen Anteil an Nüssen einer Alzheimer-Demenz vorbeugen kann.

Nüsse zur Prävention von Typ-2-Diabetes

Wie verschiedene Untersuchungen gezeigt haben, kann der regelmäßige Verzehr von Nüssen der Entwicklung eines Typ-2-Diabetes vorbeugen und sollten fester Bestandteil in der Ernährung von Diabetikern sein. Dafür verantwortlich ist unter anderem der geringe Anteil an schnell verfügbaren Kohlenhydraten. Nüsse zählen deshalb zu den Lebensmitteln mit einem geringen glykämischen Index. Das bedeutet, dass der Blutzuckerspiegel nach dem Genuss von Nüssen nur langsam ansteigt. In einer Subgruppe der Nur-

ses' Health Study wurde beispielsweise beobachtet, dass Frauen, die mindestens fünfmal pro Woche Nüsse aßen, ein um 27 Prozent niedrigeres Risiko aufwiesen, im späteren Leben an Typ-2-Diabetes zu erkranken.
Da Diabetiker ein erhöhtes Risiko für Herz-Kreislauf-Erkrankungen haben, wurde in derselben Studie speziell der Einfluss von Nussverzehr auf Risikofaktoren für Herz-Kreislauf-Erkrankungen untersucht. Auch hier überzeugte die positive Wirkung der Nüsse. So hatten Patientinnen mit Typ-2-Diabetes ein um 44 Prozent geringeres Risiko für diese Krankheiten, wenn sie mindestens fünfmal pro Woche Nüsse verzehrten.

Beim Genuss zu beachten

Wichtiges zur Aufbewahrung
Ganze Nüsse sollten trocken, kühl und luftig gelagert werden, am besten in Netzen. So können sie mehrere Monate aufbewahrt werden. Beim Kauf geschälter ganzer, gemahlener, gehackter oder gehobelter Nüsse sollten Sie auf ein möglichst fernes Mindesthaltbarkeitsdatum achten! Solche Nüsse werden am besten im Kühlschrank gelagert, wo sie vor Sauerstoff, Licht und Wärme geschützt sind. Der Inhalt geöffneter Packungen sollte rasch verbraucht werden. Denn Nüsse können wegen ihres hohen Fettgehalts schnell ranzig werden. Außerdem schimmeln Nüsse schnell, wobei sich gesundheitsschädliche Substanzen bilden. Verfärbte und verschimmelte Nüsse dürfen deshalb nicht mehr verzehrt werden.

Vorsicht bei Nussallergien!
So positiv Nüsse auf die Gesundheit wirken können, so negativ können die Folgen des Verzehrs von Nüssen für Einzelne sein. In den meisten Fällen liegt eine Allergie gegen das Eiweiß der Erd-, Hasel- und Walnuss vor. Bei empfindlichen Menschen können bereits Spuren einen allergischen Schock auslösen: Schon kurz nach dem Verzehr von Nüssen treten die Beschwerden bei Allergikern auf, bei manchen Nussallergikern kommt es sogar zu Atemnot. Hier muss sofort ein Arzt geholt werden.
Nussallergiker dürfen überhaupt keine Nüsse essen. Das ist nicht leicht, denn in vielen Keksen und Süßigkeiten sind auch Nüsse verarbeitet, zum Beispiel in Schokolade oder Marzipan. Auch in Margarine verstecken sich oft kleine Mengen Nussöl. Lesen Sie deshalb die auf der Packung aufgedruckte Zutatenliste aufmerksam. Sind Nüsse enthalten, selbst wenn es nur sehr geringe Mengen sind, muss dies aufgeführt werden.
Häufig kommt bei Pollenallergikern im Erwachsenenalter eine Nussallergie hinzu. Man spricht hier von einer sogenannten Kreuzallergie: Bei einer bestehenden Allergie auf bestimmte Pollen können gleichzeitig allergische Reaktionen auf andere Stoffe – wie Nüsse – mit einer ähnlichen Eiweißstruktur auftreten.

Krankheiten/Beschwerden, denen man mit Nüssen vorbeugen kann bzw. die sich mit Nüssen positiv beeinflussen lassen

Nüsse sind mehr als nur eine schmackhafte Knabberei, sie sind auch sehr gesund. Der regelmäßige tägliche Genuss einer Handvoll Nüsse kann zwar keine Krankheiten heilen, auf diese Weise lässt sich aber einigen Krankheiten erfolgreich vorbeugen bzw. Beschwerden können positiv beeinflusst werden. Achten Sie aber darauf, dass Sie nur einwandfreie und frische Nüsse verwenden!

Abwehrschwäche

Unser Körper muss täglich den Angriff der verschiedensten Erreger - Bakterien, Viren, Pilze - abwehren. Mit dieser Aufgabe beschäftigt sich unser Immun- oder Abwehrsystem. Doch das Immunsystem kann durch äußere Bedingungen wie Stress, starke körperliche Belastung, Schlafmangel, falsche Ernährung, Infektionen und Operationen, aber auch durch schwere chronische Erkrankungen geschwächt sein.

Arteriosklerose (Atherosklerose)

Im Laufe des Lebens bilden sich in den Arterienwänden Ablagerungen aus Fett, die sogenannten Plaques. Verantwortlich dafür ist häufig ein erhöhter Cholesterinspiegel, aber auch Typ-2-Diabetes, Rauchen und Bluthochdruck können die Ursache für eine Arteriosklerose sein. Dadurch verändert sich die Gefäßwand, sie wird erheblich starrer und verdickt sich. Die Plaques können zu Verengungen des Gefäßes führen. In der Medizin wird hier von einer Arteriosklerose bzw. Atherosklerose gesprochen, der Volksmund spricht von einer Arterienverkalkung. Die Folgen einer Arteriosklerose sind Durchblutungsstörungen. Treten diese in den Herzkranzgefäßen auf, kann es zu Angina pectoris oder sogar zum Herzinfarkt kommen. Durchblutungsstörungen im Gehirn können in Abhängigkeit von der betroffenen Gehirnregion zu Gedächtnisstörungen, Schwindel, Verwirrtheit, Gefühllosigkeit in Armen oder Beinen und auch zu Sehstörungen führen. Bei einem totalen Verschluss eines Gehirngefäßes kann ein Schlaganfall auftreten. Sind die Beine von solchen Durchblutungsstörungen betroffen, kann sich eine periphere arterielle Verschlusskrankheit, umgangssprachlich »Raucherbein« oder »Schaufensterkrankheit« genannt, entwickeln.
Durch die in allen Nüssen enthaltenen ungesättigten Fettsäuren können schon nach wenigen Wochen mit einer Handvoll Nüssen täglich die Blutfettspiegel gesenkt und so einer Arteriosklerose (Atherosklerose) vorgebeugt werden.

Bluthochdruck

Mit Blutdruck wird der Druck des Blutes auf die Arterienwand bezeichnet. Entscheidend für die Höhe des Wertes sind die Pumpleistung des Herzens und der Durchmesser der Gefäße. Bei der Blutdruckmessung werden zwei Werte bestimmt: Der obere – systolische – Wert ergibt sich, wenn sich das Herz zusammenzieht und das Blut in die Gefäße gedrückt wird. Den unteren – diastolischen – Wert erreicht man, wenn das Herz wieder erschlafft und kein Blut mehr in die Arterien pumpt. Ein erhöhter Blutdruck liegt medizinisch gesehen dann vor, wenn der Blutdruck längere Zeit Werte von systolisch 140 mmHg (sprich 140 Millimeter Quecksilbersäule) zu diastolisch 90 mmHg überschreitet. In der Regel bemerken die Betroffenen ihren Bluthochdruck (medizinisch Hypertonie) selber nicht. Sie fühlen sich unverändert fit und munter. Erst bei stark erhöhten Werten können Kopfschmerzen, Schwindel und Ohrensausen auftreten. Wird der erhöhte Blutdruck nicht oder nicht ausreichend behandelt, können Herzinfarkt, Schlaganfall und Nierenleiden folgen. Risikofaktoren für einen erhöhten Blutdruck sind Übergewicht, hoher Salzkonsum, Rauchen, zu fette Ernährung, zu viel Alkohol, Stress, Bewegungsmangel, Vererbung, Schwangerschaft sowie Erkrankungen der Nieren und/oder des Herzens.
Die in den Nüssen enthaltenen Mineralstoffe – vor allem Calcium – können der Entwicklung eines Bluthochdrucks vorbeugen. Essen Sie täglich eine Handvoll Nüsse Ihrer Wahl.

Darmträgheit, Verstopfung (Obstipation)

Nicht jeden Tag Stuhlgang zu haben bedeutet noch nicht, unter Darmträgheit bzw. Verstopfung zu leiden. Erst bei weniger als drei Stuhlgängen pro Woche wird von einer Verstopfung gesprochen. Eine zu seltene Entleerung des Darms führt zu einer sehr starken Eindickung des Nahrungsbreis, der Stuhl wird hart, die Entleerung ist dann meist mit zum Teil erheblichen Schmerzen verbunden. Völle- und Druckgefühl im Unterbauch, Blähungen, Bauchschmerzen und Bauchkrämpfe können auftreten.
Die in Nüssen in großer Menge zu findenden Ballaststoffe fördern die Verdauung. Besonders empfehlenswert: Haselnüsse wie auch Paranüsse und Pekannüsse.

Demenz

Demenz ist der Oberbegriff für Erkrankungen, die durch den Verlust geistiger Fähigkeiten wie Erinnern, Denken, Orientierung etc. gekennzeichnet sind. Dieser geistige Verfall kann im schlimmsten Fall dazu führen, dass die Betroffenen die alltäglichen Aktivitäten nicht mehr selbstständig ausführen können und im Laufe der Zeit immer mehr Hilfe benötigen. Letztendlich muss mit dem völligen Verlust der Urteilsfähigkeit und Persönlichkeit gerechnet werden. Die genauen Ursachen werden auch heute noch diskutiert. So werden für die sogenannte vaskuläre Demenz Durchblutungsstörungen im Gehirn verantwortlich gemacht. Bei der Demenz vom Alzheimer-Typ, mit 60 bis 70 Prozent die häufigste Form der Demenzerkrankungen, gelten Ab-

lagerungen aus Eiweißbruchstücken (Amyloide) im Gehirn sowie Störungen des Gleichgewichts des Botenstoffs Glutamat in bestimmten Gehirnbereichen als Ursache.
Die gesunden Inhaltsstoffe der Walnüsse – hier stehen das Vitamin E und die ungesättigten Fettsäuren an erster Stelle – können zum Schutz vor Altersdemenz beitragen.

Depression

Bei der Depression handelt es sich um eine ernste psychische Erkrankung. Sie ist gekennzeichnet durch Hoffnungs- und Antriebslosigkeit sowie Leere. Bei vielen Betroffenen kommt auch noch Angst hinzu. Diese Empfindungen können das Leben der Patienten gravierend beeinträchtigen, es kann zu Appetitlosigkeit, Schlaf- und Konzentrationsstörungen sowie Libidoverlust kommen. Aber auch körperliche Beschwerden wie Kopfschmerzen können auftreten. Für die Entstehung einer Depression sind meist unterschiedliche Ursachen verantwortlich. Eine Depression muss immer medikamentös und/oder psychotherapeutisch behandelt werden. Die Therapie gehört also immer in die Hand eines erfahrenen Arztes. Sie verschwindet nicht von selbst.
Im Gegensatz zur echten Depression handelt es sich bei der sogenannten depressiven Verstimmung um ein vorübergehendes Stimmungstief, das jeder Mensch mindestens einmal im Leben durchmacht. Er fühlt sich niedergeschlagen sowie kraft- und nutzlos. Auch körperliche Beschwerden wie Verdauungsstörungen, Kopfschmerzen etc. können manchmal auftreten.
In Nüssen, zum Beispiel in Cashewnüssen, findet sich die Aminosäure Tryp-

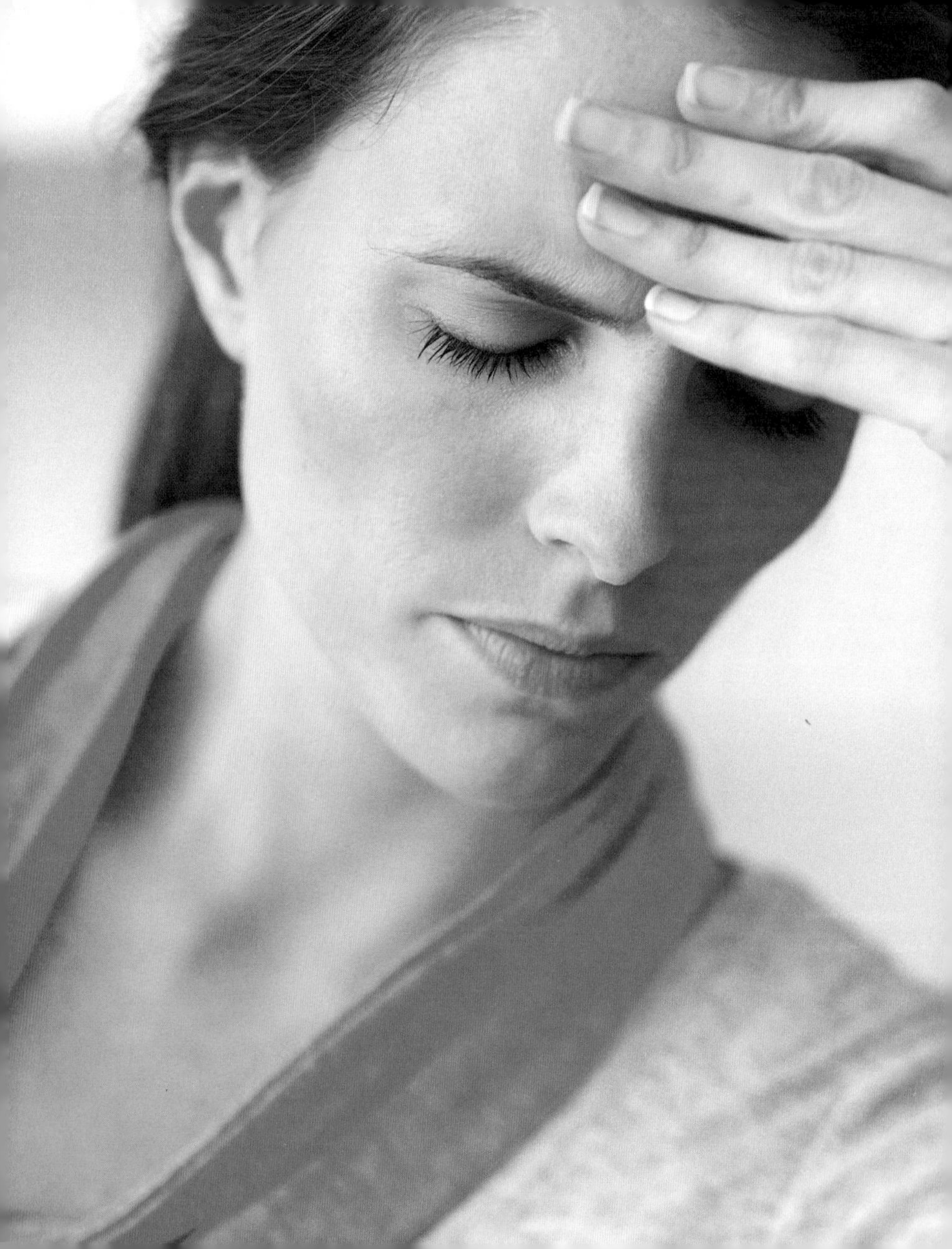

tophan, das im Körper zu Serotonin umgewandelt wird. Serotonin wirkt unter anderem antidepressiv.

Diabetes mellitus Typ 2

Beim Typ-2-Diabetes handelt es sich um eine chronische Stoffwechselerkrankung mit erhöhten Blutzuckerspiegeln. Die Veranlagung, daran zu erkranken, wird vererbt. So liegt die Wahrscheinlichkeit, im Laufe des Lebens an Typ-2-Diabetes zu erkranken, bei bis zu 60 Prozent, wenn nahe Verwandte wie Eltern ebenfalls Typ-2-Diabetes haben. Zu hohes Körpergewicht und zu wenig Bewegung erhöhen das Risiko noch. Ursache des Typ-2-Diabetes ist die sogenannte Insulinresistenz, das heißt, bestimmte Zellen reagieren nicht mehr auf das Insulin. Dadurch kann dieses von der Bauchspeicheldrüse hergestellte Hormon den Zucker nicht in ausreichenden Mengen in die Zellen befördern, wo er für die Energiegewinnung benötigt und gelagert wird. Zu Beginn der Erkrankung versucht der Körper, das Defizit durch eine verstärkte Insulinausschüttung zu kompensieren, was zu einem erhöhten Insulin-Blutspiegel führt. Schließlich kann die Bauchspeicheldrüse kein Insulin mehr produzieren. Dies wiederum hat erhöhte Zuckerspiegel im Blut zur Folge. Wird der Typ-2-Diabetes nicht adäquat behandelt – mit Veränderungen des Lebensstils, Diät, Tabletten, Insulinspritzen –, werden Organe, Blutgefäße und Nerven irreversibel geschädigt. Mit gesunder Ernährung, die unter anderem auch Nüsse beinhaltet, Abbau von Übergewicht und mehr Bewegung könnte die Zahl der Neuerkrankungen drastisch gesenkt werden. Die Blätter des Walnussbaumes, sie werden im Mai und Juni gesammelt, ent-

4 Nüsse können stimmungsaufhellend wirken.

halten ätherisches Öl und Gerbstoffe. Sie regen, z. B. als Tee genossen, den Stoffwechsel an.

1 TL getrocknete Walnussblätter

1 Tasse heißes Wasser

Gießen Sie die Walnussblätter mit einer Tasse heißem Wasser auf und lassen Sie den Tee 10 bis 15 Minuten ziehen.

Trinken Sie 2 Tassen Walnussblättertee täglich.

Durchblutungsstörungen (siehe auch Arteriosklerose)

Aufgrund der mit zunehmendem Alter auftretenden Gefäßverengungen werden Körperregionen zeitweilig oder auf Dauer nicht ausreichend mit Blut und folglich auch mit Sauerstoff versorgt. Bei älteren Menschen werden diese Durchblutungsstörungen meist durch eine Arteriosklerose – ausgelöst unter anderem durch Fettablagerungen, aber auch Rauchen (»Raucherbein«) – verursacht. Die Betroffenen bemerken anfangs meist nur ein leichtes Prickeln in den Zehen, dann folgen Taubheitsgefühl und Schmerzen in Fuß und Unterschenkel. Zu Beginn beeinträchtigen die Beschwerden nur bei Belastung der Gliedmaßen, der Patient kompensiert dies durch Hinken oder er bleibt stehen. Deshalb spricht man hier auch von der Schaufensterkrankheit. Später sind die Schmerzen auch im Ruhezustand spürbar, die Haut der betroffenen Gliedmaße wird zuerst blass, später bläulich, im schlimmsten Fall stirbt sie ab.

Die in allen Nüssen enthaltenen ungesättigten Fettsäuren können schon bei einem täglichen Verzehr einer Handvoll Nüsse die Blutfettspiegel senken und beugen so einer Durchblutungsstörung aufgrund einer Arteriosklerose vor.

Gallenbeschwerden

Probleme mit der Gallenblase treten meist nach einer sehr fetthaltigen Mahlzeit auf. Sie äußern sich durch Schmerzen im rechten Oberbauch, die bis zu sehr heftigen und tagelang andauernden Koliken reichen können, häufig begleitet von Erbrechen, Fieber, Schweißausbrüchen und Kreislaufbeschwerden. Ursache für solche Koliken sind in den meisten Fällen Gallenblasen- oder Gallengangssteine, die den Abfluss der Gallenflüssigkeit behindern. Solche Gallensteine bilden sich aus den Bestandteilen der Gallenflüssigkeit wie Cholesterin, Calcium und/oder Gallenfarbstoffen.
Die beispielsweise in Erdnüssen enthaltenen ungesättigten Fettsäuren blockieren die Cholesterinsynthese und können so der Bildung cholesterinhaltiger Gallensteine vorbeugen.

Gastritis (Magenschleimhautentzündung)

Eine Schleimschicht schützt die Magenschleimhaut vor aggressiven Substanzen. Ist diese Schleimschicht beschädigt, gelangen schädliche Stoffe bis zur Magenschleimhaut und greifen diese an. Sie entzündet sich. Hier ist ein akuter, aber auch chronischer Verlauf möglich. Zu den Auslösern einer Gastritis zählen vor allem eine Infektion mit Helicobacter pylori, bestimmte

Medikamente (nicht-steroidale Antirheumatika wie Ibuprofen oder Voltaren, Schmerzmittel), Alkohol, Nikotin, Koffein sowie eine Lebensmittelvergiftung, Virusinfektionen oder der Magensäurerückfluss. Als Beschwerden treten plötzliche starke Magenschmerzen oder -krämpfe auf, Völlegefühl, Übelkeit, Erbrechen, allgemeine Schwäche mit Kopfschmerzen, eventuell Fieber sowie eine belegte Zunge und Mundgeruch.
Essen Sie täglich eine Handvoll Cashewnüsse oder auch andere Nüsse. Sie enthalten ungesättigte Fettsäuren, die den Magen schützen.

Herzinfarkt

Wird ein Teil des Herzmuskels nicht mehr durchblutet, wegen eines aufgrund von Ablagerungen oder eines Blutgerinnsels total verschlossenen Gefäßes, kommt es zum Herzinfarkt. Die wichtigsten Beschwerden sind starke Atemnot, Engegefühl und starke Brustschmerzen, Schweißausbruch, Übelkeit, Ohnmacht und Todesangst. Sie können nicht nur bei Belastung, sondern auch im Ruhezustand auftreten. Nur schnell einsetzende ärztliche Hilfe kann den Betroffenen vor größeren Schäden und sogar vor dem Tode bewahren.

Herz-Kreislauf-Erkrankungen

Der Begriff Herz-Kreislauf-Erkrankungen ist nicht einheitlich definiert, er umfasst im weitesten Sinne alle Erkrankungen des Herzens und des Blutkreislaufs. Dazu gehören vor allem Bluthochdruck, koronare Herzkrankheit, Schlaganfall und Herzinfarkt.
Die in allen Nüssen in hoher Konzentration enthaltenen gesunden Fettsäuren können der Entstehung von Herz-Kreislauf-Erkrankungen entgegenwirken. Das in Erdnüssen in großen Mengen enthaltene Vitamin E wirkt als Antioxidans und kann so Herz-Kreislauf-Erkrankungen vorbeugen, ebenso wie Magnesium und Kalium, die beide zur Aufrechterhaltung der Herztätigkeit erforderlich sind.

Konzentrationsschwäche/Konzentrationsstörungen

Eine Konzentrationsschwäche ist die anhaltende Unfähigkeit, sich von anderen Reizen abzuschirmen, um sich mit einer bestimmten Sache zu beschäftigen. Eine Konzentrationsstörung bezeichnet dagegen eine vorübergehend geringere Fähigkeit, sich einer Sache zu widmen. Solche Konzentrationsstörungen können unterschiedlich stark ausgeprägt sein und in jedem Alter auftreten.
Die in den Nüssen enthaltenen Vitamine der B-Gruppe gelten als ideale Gehirn- und Nervennahrung. Und der Mineralstoff Magnesium ist besonders in Stresssituationen wichtig. Deshalb unser Tipp: Essen Sie täglich eine Handvoll Nüsse und beugen Sie so Konzentrationsstörungen vor.

Koronare Herzkrankheit

Bei der koronaren Herzkrankheit, die übrigens in den westlichen Industrienationen zu den häufigsten Todesursachen gehört, liegt eine Verengung der Herzkranzgefäße und eine dadurch verringerte Durchblutung des Herzmuskels vor. Die Patienten leiden unter Atemnot, Engegefühl und auch Schmerzen in der Brust. Die Beschwerden können in die gesamte linke Körperhälfte ausstrahlen.
Walnüsse weisen einen hohen Melatoningehalt auf. Zusammen mit den anderen gesunden Inhaltsstoffen kann dies zum Schutz vor Herzkrankheiten beitragen.

Krampfadern

Bei Krampfadern handelt es sich um erweiterte Venen, meist sind die Beine davon betroffen. In den Venen wird das Blut zum Herz zurücktransportiert, und zwar mithilfe des durch die umgebenden Muskeln bei Bewegung ausgeübten Drucks. In den Beinen geschieht dies gegen die natürliche Schwerkraft. Dort wird dieser Vorgang nur deshalb möglich, weil sich in den Venen Klappen befinden, die ein Zurückströmen des Blutes verhindern. Vor allem bei Menschen mit stehenden Berufen, aber auch in der Schwangerschaft oder bei starkem Übergewicht werden die Gefäße in den Beinen überlastet. Sie weiten sich, und es bilden sich Krampfadern.
Gegen Krampfadern hilft es, täglich 2 Tassen Walnussblättertee zu trinken oder Walnussblätter-Kompressen aufzulegen.

1 TL getrocknete Walnussblätter
1 Tasse heißes Wasser
Gießen Sie die Walnussblätter mit einer Tasse heißem Wasser auf und lassen Sie den Tee 10 bis 15 Minuten ziehen.
Die Kompressen werden mit dem kalten Walnussblättertee getränkt.
Trinken Sie zwei- oder dreimal täglich 1 Tasse eines Absuds aus getrockneten Haselnussblättern und Wasser.
2 g getrocknete Blätter
1 l Wasser
Bringen Sie die Blätter mit dem Wasser zum Kochen. Lassen Sie den Absud 10 Minuten lang köcheln. Dann filtern Sie die Pflanzenteile ab.

Magengeschwür, Zwölffingerdarmgeschwür

Andauernde psychische Belastung, Stress, Alkohol- und Nikotinmissbrauch, Koffein, schwarzer Tee sowie der längere Gebrauch bestimmter Medikamente (z. B. nicht-steroidale Antirheumatika wie Ibuprofen oder Voltaren, Schmerzmittel), eine chronische Magenentzündung und Operationen bzw. Unfälle können zu einem Magen- bzw. Zwölffingerdarmgeschwür führen. Hinsichtlich Ursachen, Beschwerden und Behandlung entsprechen sich die beiden Erkrankungen, sie unterscheiden sich lediglich bezüglich ihrer Lokalisation. Ein Magengeschwür entwickelt sich an der Magenschleimhaut, ein Zwölffingerdarmgeschwür am angrenzenden Teil des Dünndarms, dem Zwölffingerdarm. Charakteristisch für beide Erkrankungen sind Schmerzen im linken Oberbauchbereich, die mit der Nahrungsaufnahme zusammen-

hängen und sich in Druck- und Völlegefühl äußern. Weitere Symptome sind Appetitmangel, Sodbrennen, Übelkeit und manchmal auch Erbrechen. Jedoch verspürt man all diese Beschwerden beim Magengeschwür meist unmittelbar nach den Mahlzeiten, beim Zwölffingerdarmgeschwür dagegen auf nüchternen Magen.
Das Zusammenspiel der gesunden Inhaltsstoffe von Cashewnüssen wirkt gegen Magengeschwüre.

Mangelerscheinungen durch Vitamin- und Nährstoffdefizit

Fast Food, schlechte Qualität der Lebensmittel, einseitige Ernährung, aber auch verschiedene Erkrankungen wie Schluckstörungen, Magen-Darm-Erkrankungen, Magersucht, Diabetes mellitus, Verdauungsstörungen, psychische Krankheiten und natürlich Krebserkrankungen führen relativ häufig zu einer Unterversorgung mit den lebenswichtigen Nährstoffen. Und gerade bei älteren Menschen findet sich häufig ein Nährstoffmangel. Die allgemeinen Folgen von Nährstoffmangel äußern sich in körperlicher Schwäche, Antriebslosigkeit und Müdigkeit. Das Immunsystem arbeitet nicht einwandfrei, der Körper ist anfälliger für Infektionen. Die Wundheilung verschlechtert sich. Muskelschwäche, Nagel-, Haar- und Nervenprobleme können auftreten.
Nüsse enthalten Vitamine sowie Mineralstoffe und Spurenelemente in nennenswerter Konzentration. Mit z. B. einer Handvoll Macadamianüssen täglich können Sie Mangelerscheinungen aufgrund von Vitamin- und Nährstoffmangel effektiv entgegenwirken.

Nervenschwäche (Neurasthenie)

Unter Nervenschwäche oder Neurasthenie versteht man einen Zustand allgemeiner Schwäche und Erschöpfung. Die Symptome sind häufig eine Reaktion auf lang andauernde körperliche und psychische Überforderung - Stress -, verbunden mit unzureichend mit Nährstoffen versorgten Nervenzellen. Eine Mangelversorgung mit Nährstoffen kann dazu führen, dass elektrische Reizsignale nicht mehr ausreichend übertragen werden. Der Zellstoffwechsel wird heruntergefahren, was zu Müdigkeit, Erschöpfung, Reizbarkeit, Konzentrationsproblemen, Schlafstörungen, Kopfschmerzen, Schwindel, ja sogar zu Angstgefühlen führen kann.
Ebenso wie bei Konzentrationsstörungen können die Vitamine der B-Gruppe, die sich in allen Nüssen finden, auch bei einer Nervenschwäche helfen. Deshalb gilt auch hier: Essen Sie täglich eine Handvoll Nüsse Ihrer Wahl.

Schlafprobleme

Ungefähr die Hälfte aller erwachsenen Bundesbürger leidet zumindest manchmal unter Schlafproblemen wie Ein- oder Durchschlafstörungen. Die Folgen schlechten Schlafes und der damit verbundenen zu seltenen oder fehlenden Tiefschlafphasen sind morgendliche Müdigkeit, Unaufmerksamkeit, Gereiztheit, Leistungsabfall und Konzentrationsprobleme. Häufigste Ursache für Schlafstörungen sind zu starke psychische Belastung, beruflicher und privater Stress, zu schweres Essen kurz vor dem Zubettgehen oder Depressionen. Aber auch zu starker Alkohol- oder Kaffeekonsum, Schichtar-

beit, verschiedene Medikamente oder Krankheiten wie Herzprobleme, Bluthochdruck oder Asthma können zu Schlafstörungen führen.
In Nüssen, zum Beispiel in Cashewnüssen, findet sich die Aminosäure Tryptophan, die im Körper zu Serotonin umgewandelt wird. Und Serotonin erleichtert das Einschlafen.

Schlaganfall

In Deutschland treten jährlich rund 250 000 Schlaganfälle auf. Etwa 75 Prozent treffen Menschen im Alter über 65 Jahre. Trotzdem handelt es sich beim Schlaganfall – medizinisch als Apoplex oder Insult bezeichnet – nicht um eine typische Alterskrankheit. Jedoch steigt das Risiko, einen Schlaganfall zu erleiden, mit zunehmendem Alter. Der Apoplex ist eine plötzlich auftretende schwere Funktionsstörung des Gehirns, verursacht durch eine Verringerung oder vollständige Unterbrechung der Blutversorgung bestimmter Gehirnregionen. Eine solche Durchblutungsstörung entsteht hauptsächlich durch eine Verengung bzw. einen Verschluss hirnversorgender Blutgefäße, zum Beispiel aufgrund einer Arteriosklerose (siehe Seite 30) oder eines Blutgerinnsels (Embolie) oder durch Reißen eines meist durch zu hohen Blutdruck (siehe Seite 31) vorgeschädigten Blutgefäßes im Gehirn (Hirnblutung). Zu den typischen Alarmzeichen, bei denen sofort ärztliche Hilfe gerufen werden muss, gehören vorübergehende halbseitige Lähmung oder Taubheitsgefühle der Extremitäten, kurzzeitige Sprachstörungen und plötzlich auftretende Sehprobleme auf einem Auge wie Sehverlust, Doppelbilder oder verschwommenes Sehen, plötzliche Bewusstseinseintrübung bis zur

Bewusstlosigkeit, Übelkeit, Erbrechen, Verwirrtheit und sehr starke Kopfschmerzen.
Sie können mit dem regelmäßigen Genuss von z. B. Mandeln oder Walnüssen viel zur Vorbeugung gegen diese lebensbedrohliche Erkrankung beitragen.

Sodbrennen

Nach einer sehr reichhaltigen und fetten Mahlzeit, die der Magen nur mithilfe großer Mengen Magensäure verdauen kann, verspürt man manchmal ein brennendes Gefühl in der Speiseröhre, das sogenannte Sodbrennen. Es wird durch den Rückfluss der Magensäure über die Speiseröhre in Richtung Rachen- und Mundbereich verursacht. Aber auch der übermäßige Genuss von Kaffee, schwarzem Tee, Alkohol oder Süßigkeiten kann Sodbrennen auslösen. Ebenso werden Magen-Darm-Erkrankungen und Übergewicht für Sodbrennen verantwortlich gemacht.
Bewährte Helfer bei leichtem Sodbrennen sind Mandeln oder Haselnüsse. Zerkauen Sie diese zu einem Brei und schlucken Sie den Brei portionsweise hinunter. So wird überschüssige Säure neutralisiert.

Nüsse: von Cashewnuss bis Walnuss

Cashewnuss

In den letzten Jahren erfreut sich eine Nuss, die botanisch gesehen eigentlich gar keine Nuss ist, immer größerer Beliebtheit – die Cashewnuss, auch als Elefantenlaus oder Anacardium-Nuss bezeichnet. War sie früher nur als Bestandteil des Studentenfutters bekannt, so hat sie sich heute auch vor allem in der asiatischen Küche als geschätzte Zutat durchgesetzt.

Ein bisschen Geschichte

Der Cashewbaum stammt ursprünglich aus Brasilien. Dort wurde er auch 1558 erstmals von dem französischen Naturwissenschaftler A. Thevet beschrieben. Bereits im 16. Jahrhundert brachten die Portugiesen die Cashewnuss von Südamerika – hauptsächlich Brasilien, wo die Tupí-Indianer sie als Nahrungsmittel sehr schätzten – nach Indien und Afrika. Von dort gelangte sie erst viel später nach Europa. In ihrem Heimatland Brasilien findet man den Cashewbaum – zum Teil sogar wild wachsend – nur noch im Norden. Doch auch in der südamerikanischen Küche sind Cashewkerne immer noch sehr beliebt.

Die Pflanze

Beim strauchartigen Cashewbaum (Anacardium occidentale), auch Nierenbaum genannt, handelt es sich um einen immergrünen Baum, der keine großen Stämme ausbildet. Heute gibt es in den Tropen zahlreiche

5 *Die Cashewnuss wird immer beliebter.*

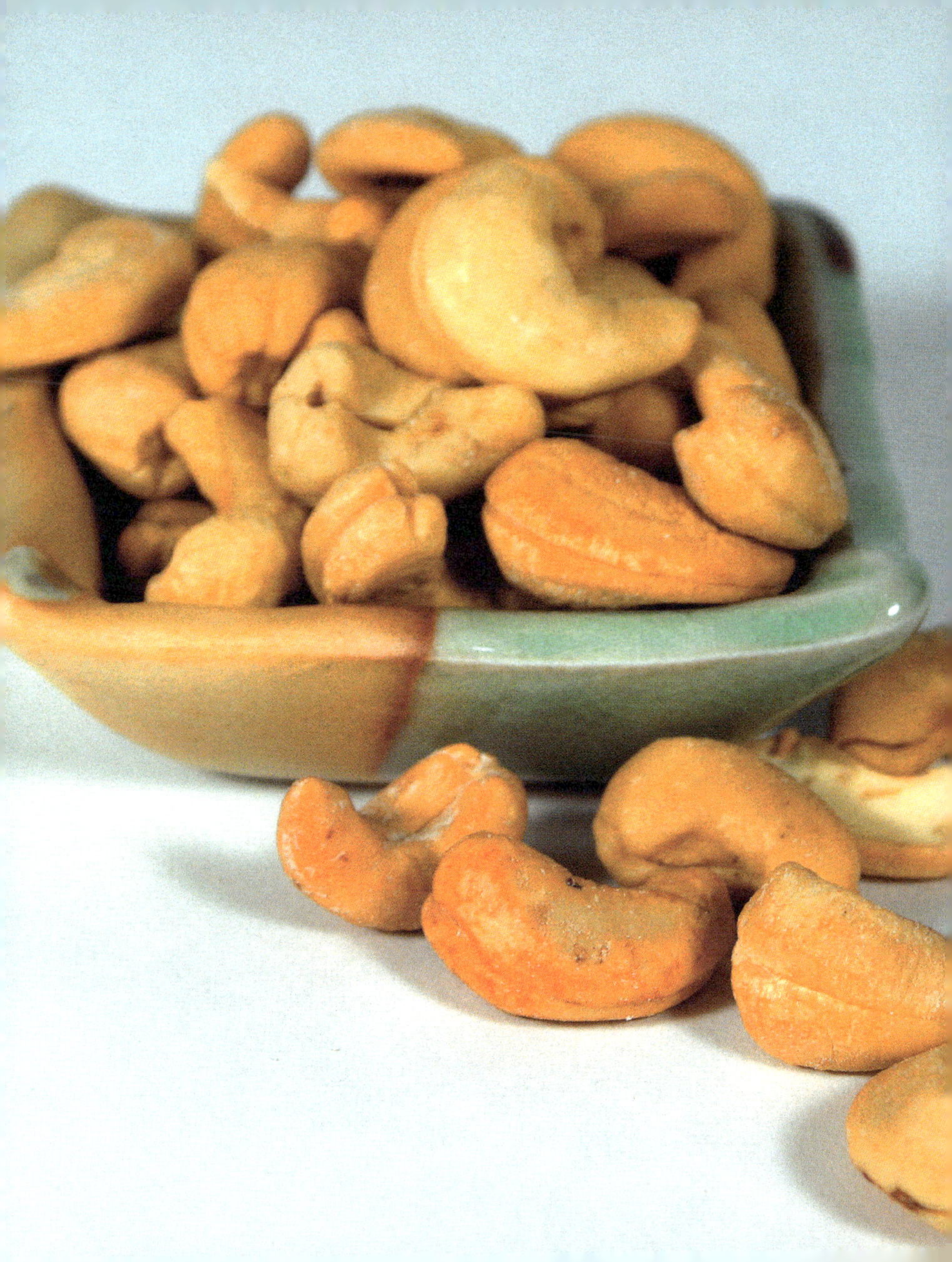

Cashewbaum-Kulturen, vor allem in Afrika und Asien. Die Bäume stellen an den Boden keine großen Ansprüche, sie gedeihen selbst auf sandigem Küstenboden, in den Bergen und überstehen aufgrund der tief reichenden Pfahlwurzeln auch längere Dürreperioden. Außerdem tolerieren sie Temperaturen zwischen 4 und 45 Grad Celsius.
Auf den ersten Blick trägt der Baum zwei verschiedene Früchte, nämlich die dicken gelben, orangen oder roten und an Paprika erinnernden Cashewäpfel und die Cashewnüsse, die ein bisschen an Bohnenkerne erinnern. Die Cashewäpfel gehören zu den sogenannten Scheinfrüchten, das heißt, es handelt sich eigentlich um Verdickungen des Fruchtstiels. Außerdem tragen sie im Inneren keinen Samen. Die eigentliche Frucht des Cashewbaumes ist die Cashewnuss, von denen jeweils nur eine unten am Cashewapfel hängt. Da die Früchte bis zu ihrer Reifung mehr Zeit benötigen als die Cashewäpfel, wird mit ihrer Ernte gewartet, bis sie vom Baum abfallen.
Cashewnüsse zählen zu den Steinfrüchten und enthalten einen einzigen Samen, den Cashewkern. Sie kommen bereits geschält auf den Markt.

Cashewkerne sind ungesalzen, aber auch geröstet sowie gezuckert oder gesalzen ein beliebter Snack für zwischendurch. Sie sind in den meisten Nussmischungen und im Studentenfutter enthalten. Außerdem gehören sie in jedes Müsli. In der asiatischen Küche werden sie wegen ihres feinen, mandelartigen Geschmacks gerne als Zutaten für Wok- und Reisgerichte verwendet, denen sie eine exotische Note verleihen. Aber auch für Gebäck wie Kuchen und Plätzchen werden immer häufiger Cashewkerne verwendet. Immer größerer Beliebtheit erfreut sich das aus den Kernen hergestellte Nussmus, mit dem Soßen angedickt und Desserts verfeinert werden.

Tabelle 1:
Nährwerte pro 100 g Cashewkerne (nach Souci SW et al.: Food Composition and Nutrition Tables. Medpharm Scientific Publishers, Stuttgart 2000)

Bestandteil	**Menge**	**Bestandteil**	**Menge**
Kalorien	572 kcal	Vitamine	4,15 mg
Fette gesamt	46 g	- Niacin	1,8 mg
- gesättigte Fettsäuren	9 g	- Provitamin A	10 µg
- einfach ungesättigte Fettsäuren	29 g	- Vitamin B1	0,63 mg
- mehrfach ungesättigte Fettsäuren	8 g	- Vitamin B	0,25 mg
Eiweiß	17,5 g	- Vitamin B6	0,42 mg
Kohlenhydrate	30,5 g	- Vitamin E	0,8 mg
Wasser	4 g	Spurenelemente	
Mineralstoffe	2,9 g	Kupfer	2086 µg
- Calcium	31 mg	Eisen	3781 µg
- Eisen	2,8 mg	Fluor	132 µg
- Kalium	552 mg	Mangan	867 µg
- Magnesium	270 mg	Jod	10 µg
- Natrium	15 mg	Zink	5031 µg
- Phosphor	375 mg		

Inhaltsstoffe

Cashewkerne sind nicht nur wohlschmeckend, sondern sie sind im Vergleich mit anderen Nüssen mit 572 kcal pro 100 g Nüsse relativ energiearm. Zurückzuführen ist dies auf den Gesamtfettgehalt von nur 42 g pro 100 g Nüsse. Dieses Fett besteht hauptsächlich aus den für den Körper gesunden mehrfach ungesättigten Fettsäuren. Außerdem finden sich in den Cashewkernen viel Eiweiß, Vitamine – hauptsächlich Vitamine der B-Gruppe und Vitamin E – sowie Mineralstoffe wie Magnesium, Kalium, Eisen und Phosphor und Spurenelemente wie Selen, Zink, Kupfer, Mangan, Jod und Fluor (Tabelle 1). Ebenso liefert die Cashewnuss große Mengen der essenziellen Aminosäure Tryptophan, aber auch die bioaktiven Phenolsäuren und Protease-Inhibitoren.

Positive Wirkung auf die Gesundheit

Trotz der auf den ersten Blick scheinbar hohen Kalorienzahl profitiert unsere Gesundheit vom Verzehr der Cashewkerne. So lässt sich nachweislich Herz-Kreislauf-Erkrankungen vorbeugen, da die in den Cashewkernen enthaltenen gesunden ungesättigten Fettsäuren den Blutfettspiegel senken und vor Arterienverkalkung (Atherosklerose) schützen. Vitamin B1 und B2 sind für den Kohlenhydratstoffwechsel von Bedeutung und werden für die Reizweiterleitung des Nervensystems benötigt. Ein Vitamin-B-Mangel äußert sich durch Müdigkeit und Konzentrationsschwäche. Das in Cashewkernen enthaltene Magnesium ist für die Aktivierung von Enzymen erforderlich und stärkt die Knochen. Außerdem spielt es eine Rolle bei der Muskelrelaxation und ebenso bei der Reizweiterleitung der Nerven. Deshalb können Cashewkerne in Stresssituationen – in denen auf eine ausreichende Magnesiumzufuhr zu achten ist – gute Dienste leisten. Eisen wiederum ist ein wichtiger Bestandteil des roten Blutfarbstoffs Hämoglobin. Zink und Kupfer sind wichtige Bestandteile vieler Enzyme, die bei der Vernichtung der krankheitserregenden Sauerstoffradikale eine entscheidende Rolle spielen. Außerdem unterstützen die beiden Spurenelemente die Heilung von Entzündungen. Die Aminosäure Tryptophan wird im Körper zu Serotonin umgewandelt. Die Wirkung von Serotonin ist sehr vielfältig: Es wirkt antidepressiv, reguliert den Blutdruck und erleichtert das Einschlafen.

Der gesundheitliche Nutzen der Cashewnüsse lässt sich demnach wie folgt zusammenfassen: Der regelmäßige Verzehr dieser Nüsse beugt Herz-Kreislauf-Erkrankungen vor, verringert den Blutfettspiegel und damit das Atheroskleroserisiko, stärkt das Immun- und Nervensystem und steigert die Gehirnleistung. Außerdem besteht eine gewisse antidepressive Wirkung. Von den bioaktiven Phenolsäuren und Protease-Hemmern wissen wir, dass sie der Entstehung von Krebs vorbeugen können. Kranke mit Magengeschwüren und Gastritis sollten immer wieder Cashewnüsse essen.

Achten Sie beim Einkauf von Cashewkernen unbedingt auf das Haltbarkeitsdatum. Dies sollte keinesfalls überschritten werden, denn alte Nüsse schmecken schal. Außerdem wird das in den Nüssen enthaltene Öl bereits nach kurzer Zeit ranzig. Die Kerne müssen hell und trocken sein, sie dürfen keine dunklen Stellen aufweisen. Cashewkerne müssen kühl, luftig und trocken gelagert werden, denn Feuchtigkeit führt schnell zum Befall mit Schimmelpilzen.

Erdnuss

Wie bei der Cashewnuss handelt es sich auch bei der Erdnuss nicht um eine echte Nuss. Sie gehört zu den Hülsenfrüchten. Bei uns wird sie in der Schale, als Kerne, blanchiert, geröstet und gehackt angeboten. Alt und Jung schätzen sie als gerösteten und gesalzenen Snack. Auch in Schokoriegeln, karamellisiert, auf Keksen, in Müsli oder in Kuchen sind Erdnüsse äußerst beliebt. In der asiatischen Küche werden sie gern in Reisgerichten verwendet.

Ein bisschen Geschichte

Ursprünglich kommt die Erdnuss aus Brasilien oder Peru. So gilt es heute als bewiesen, dass bereits 1200 bis 1500 vor Christus in großen Teilen Südamerikas wild wachsende Erdnusspflanzen existierten. Archäologen fanden beispielsweise in rund 3500 Jahre alten Fürstengräbern an der peruanischen Küste versteinerte Erdnüsse. Diese waren neben anderen Lebensmitteln wohl von den Inkas, den Ureinwohnern des Landes, den Verstorbenen mitgegeben worden.

Zur Zeit der spanischen und portugiesischen Eroberer kam die Erdnuss dann nach Europa, von dort gelangte sie weiter nach Afrika und in den Fernen Osten. Mit den afrikanischen Sklaven fand die Erdnuss den Weg über den Atlantik in die Vereinigten Staaten. Dort entstanden bereits im 18. Jahrhundert die ersten Erdnussplantagen. Doch bis zum 20. Jahrhundert diente die Erdnuss in den USA hauptsächlich als Tierfutter oder auch als Nahrungsmittel für die armen Bevölkerungsschichten. Erst dann entwickelte sich die Erdnuss neben der Baumwolle zu einer der wichtigsten Nutzpflanzen in den südlichen Staaten der USA. Heute findet man die Erdnuss auf der ganzen

6 Die Erdnuss kommt ursprünglich aus Südamerika.

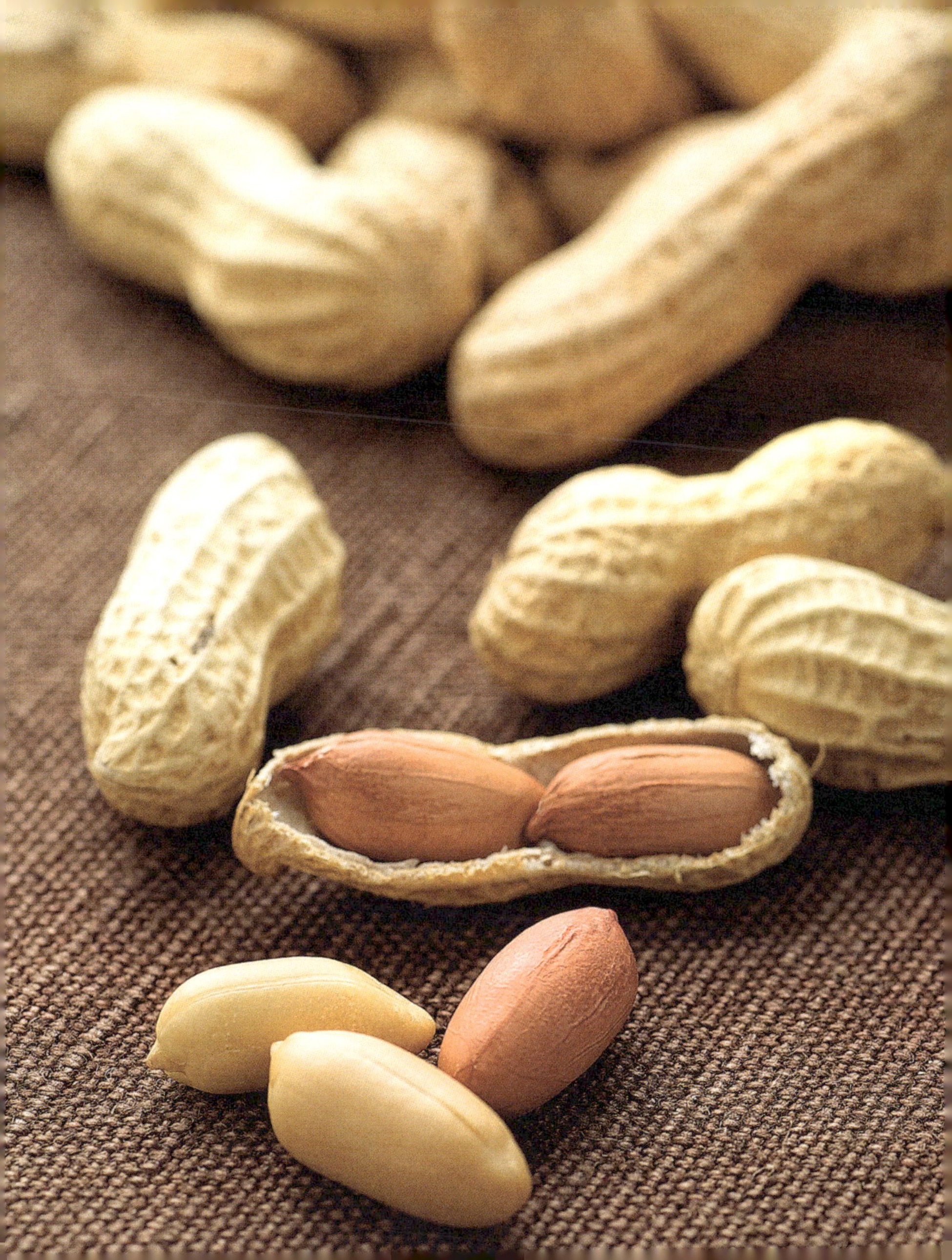

Welt. Hauptanbauländer sind China, Indien, USA, Argentinien, Afrika, Indonesien, Brasilien und Zentralamerika.

Die Pflanze

Die Erdnusspflanze gehört zur Familie der Hülsenfrüchte (Leguminosen). Sie wird aufgrund ihres Aussehens – ihre Hülse ist bei der Reifung geschlossen – zu den Nüssen gezählt. Nach Befruchtung der Blüte wird der Blütenstiel länger, krümmt sich nach unten und dringt in die Erde ein. Dort entwickelt sich dann die Frucht, die Erdnuss. Diese wird deshalb auch nicht gepflückt, sondern ausgegraben. Von der Saat bis zur Ernte dauert es nur 120 bis 160 Tage. In der Erdnussschote befinden sich je nach Sorte zwei bis vier rund bis länglich geformte Kerne. Diese sind von einer hell- bis dunkelroten oder einer braunvioletten Haut umhüllt.

Bevor die Erdnüsse auf den Markt kommen, werden sie geröstet. Dadurch wird ihr Geschmack verbessert, die Haltbarkeit verlängert und Bitterstoffe entfernt. Im Handel werden Erdnüsse in der Schale, als Kerne mit Häutchen, in blanchierter Form sowie geröstet und gehackt angeboten. Geröstet und gesalzen sind sie ein beliebter Snack, beispielsweise als sogenannte Erdnussflips oder auch in Schokoriegeln und Keksen. Außerdem finden sie sich in Müsli und in Gebäck. Vor allem in den USA und Kanada erfreut sich die Erdnussbutter großer Beliebtheit. Hauptsächlich in Asien wird viel mit dem aus Erdnüssen gewonnenen Speiseöl gekocht.

Tabelle 2:

Nährwerte pro 100 g Erdnusskerne (nach Souci SW et al.: Food Composition and Nutrition Tables. Medpharm Scientific Publishers, Stuttgart 2000)

Bestandteil	Menge	Bestandteil	Menge
Kalorien	561 kcal	- Folsäure	169 µg
Fette gesamt	48,1 g	- Pantothensäure	2,70 mg
- gesättigte Fettsäuren	18 g	- Vitamin C	0 mg
- einfach ungesättigte Fettsäuren	49 g	- Vitamin E	11 mg
- mehrfach ungesättigte Fettsäuren	29 g	Carotinoide	
- Linolsäure (18:2)	13,90 g	- β-Carotin	2 µg
- Linolensäure (18:3)	0,53 g	Aminosäuren	
Protein (Eiweiß)	25,25 g	- L-Arginin	3,2 g
Kohlenhydrate	8,29 g	Gesamtphytosterole	220 mg
Mineralstoffe		- Stigmasterol	23,0 mg
- Calcium	40,43 mg	- Campesterol	24,0 mg
- Eisen	1,82 mg	- β-Sitosterol	142 mg
- Magnesium	160 mg	Spurenelemente	
- Kalium	661 mg	- Selen	5,69 µg
- Phosphor	341 mg	- Zink	2,83 mg
- Natrium	10,96 mg	- Kupfer	0,76 mg
Vitamine		- Mangan	1,60 mg
- Thiamin (B1)	0,9 mg	- Jod	13 µg
- Riboflavin (B2)	0,155 mg	- Fluor	0,13 mg
- Vitamin B6	0,44 mg	Ballaststoffe	10,9 g
- Niacin	15,31 mg		

Inhaltsstoffe

100 g Erdnüsse liefern rund 561 kcal und gehören damit unter den Nüssen zu den eher kalorienarmen Sorten. Die 48 g Gesamtfett pro 100 g Erdnusskerne bestehen hauptsächlich aus einfach (49 Prozent) und mehrfach ungesättigten Fettsäuren (29 Prozent). Mit rund 25 g weisen Erdnüsse den höchsten Eiweißgehalt unter den Nüssen auf. Sie enthalten viel B-Vitamine, Vitamin E, Folsäure und Zink und viel Kalium und Magnesium. Für die Gesundheit von Vorteil ist auch der hohe Gehalt an der Aminosäure L-Arginin.

Positive Wirkung auf die Gesundheit

Aufgrund der günstigen Fettzusammensetzung können Erdnüsse zur Senkung eines erhöhten Cholesterinspiegels beitragen. Auch wird diskutiert, dass die in den Erdnüssen enthaltenen ungesättigten Fettsäuren die Cholesterinbildung blockieren und so die Bildung cholesterinhaltiger Gallensteine verhindern können. Der hohe Eiweißgehalt macht sie besonders für Vegetarier interessant. Die Aminosäure L-Arginin unterstützt die Gesundheit der Gefäße und hemmt die Zusammenballung von Thrombozyten und die Anlagerung von Leukozyten an der Gefäßwand. Auf diese Weise können Erdnüsse zur Prävention von Herz-Kreislauf-Erkrankungen beitragen. Die B-Vitamine sind unerlässlich für die Funktion des Nervensystems, sind am Kohlenhydratstoffwechsel beteiligt und sorgen für eine gesunde Haut. Das in großen Mengen enthaltene Vitamin E wirkt als Antioxidans und spielt so eine wichtige Rolle bei der Prävention von Herz-Kreislauf-Erkrankungen und Krebs. Folsäure ist essenziell für die Entwicklung des Embryos und muss deshalb vor und während der Schwangerschaft in ausreichender Menge aufgenommen werden. Zink ist ein wichtiger Bestandteil vieler Enzyme, die an der Zer-

störung der krankheitserregenden Sauerstoffradikale entscheidend beteiligt sind. Außerdem stimuliert das Spurenelement die Heilung von Entzündungen. Magnesium wird für die Aktivierung von Enzymen benötigt, ist für die Muskeltätigkeit vonnöten und spielt bei der Reizübertragung der Nerven eine wichtige Rolle. Kalium und Magnesium werden für die Aufrechterhaltung der Herztätigkeit gebraucht. Denn zu niedrige Werte im Blut können Herzrhythmusstörungen auslösen, die den Herzmuskel je nach Vorerkrankung teilweise deutlich schwächen. Ein Mangel an Magnesium und Kalium kann das sogenannte Membranpotenzial von Herzzellen so verändern, dass die Erregbarkeit der Schrittmacher- und Muskelzellen im Herzen erhöht wird, was wiederum vermehrt zu Herzrhythmusstörungen führen kann.
Die positiven gesundheitlichen Effekte der Erdnüsse können also wie folgt zusammengefasst werden: Sie unterstützen die Prävention von Herz-Kreislauf-Erkrankungen und Krebs, können vor Gallensteinen schützen, für eine gesunde Entwicklung sorgen und das Herz stärken.

Die amerikanische Nurses' Health Study zeigte, dass bei erhöhtem Konsum von Nüssen (mehr als viermal wöchentlich) das Herzinfarktrisiko um 40 Prozent vermindert war. Andere epidemiologische Studien bestätigen dies. Klinische Studien verdeutlichen, dass diese Risikominimierung durch eine Senkung des Cholesterins, der Triglyzeride sowie des LDL-Cholesterins im Blut begründet ist. Je nach Nusssorte wird eine Senkung des Cholesterins zwischen 4 und 12 Prozent und des LDL-Cholesterins zwischen 6 und 16 Prozent erreicht.

Haselnuss

Die bei uns im Handel befindlichen Haselnüsse kommen hauptsächlich aus der Türkei. Zu einem geringeren Teil werden die knackigen Nüsse auch aus Italien, Griechenland und Spanien oder den USA eingeführt. Haselnüsse werden in zwei Sorten unterteilt, nämlich in die rundlichen Zellernüsse und die länglichen Lambertsnüsse. Letztere wachsen in den südlichen Anbauländern, sind etwas süßer und werden hinsichtlich des Geschmacks meist den in Deutschland beheimateten Zellernüssen vorgezogen.

Ein bisschen Geschichte
Haselnüsse sind die älteste in Europa beheimatete Nussart. Versteinerte Funde, die bis in die Zeit von 8000 bis 5500 vor Christus zurückreichen, zeigen, dass sie bereits in der Steinzeit zu den wichtigen Nahrungsmitteln gehörten. Sie prägten auch den Begriff »Haselzeit« für die bezüglich der Kulturentwicklung höchste Stufe der Steinzeit. Auch im Altertum waren diese Nüsse sehr geschätzt. So stand die Nuss bei den alten Griechen und Römern wegen ihres delikaten Aromas häufig auf dem Speiseplan. Der griechische Heerführer Xenophon beschrieb um 400 vor Christus eine kleine Nuss aus Nordanatolien, die er als Pontus Nut benannte. Theophratus, er lebte 372 bis 287 vor Christus, zeigte eine Methode zur Kultivierung der Pontus Nut. Auch Plinius (23 bis 79 nach Christus) schrieb in seinem Werk *Historia Naturalis,* dass die Haselnuss von der Schwarzmeerküste (Pontus Euxinius) nach Italien gelangte und als Ponticae Nuces oder Nux Pontica bezeichnet wird. Gegen die unterschiedlichsten Beschwerden dienten Nuss, Schale, Rinde und Blätter als Medizin. Deshalb galt die Haselnuss im Altertum auch als Quelle für Ge-

7 Haselnüsse gehörten schon in der Steinzeit zu den wichtigsten Nahrungsmitteln.

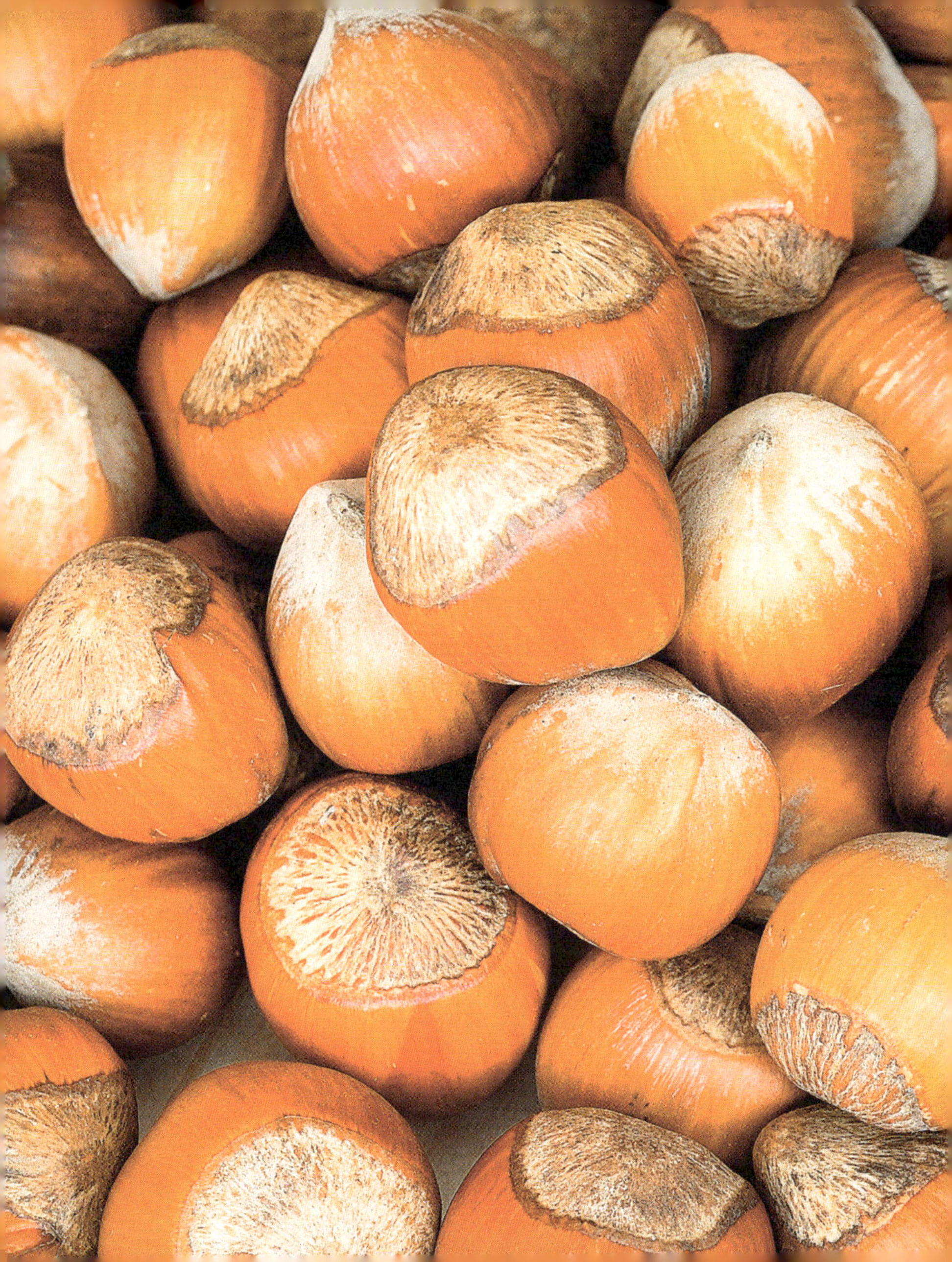

sundheit und Kraft. Der Haselnussbaum stand als Symbol für Ehe, Reichtum und Familienglück, die Nuss war ein Symbol für Frieden und Gesundheit.

Es gibt überaus viele Legenden, die sich um die Haselnuss ranken. So glaubten die Kelten, in der Haselnuss liege Weisheit verborgen sowie das Wissen, Hexerei und Magie zu durchschauen. In der Tat heißt die Haselnuss auf Keltisch Coll, was so viel wie Weisheit bedeutet.
Die Germanen widmeten die Haselnuss ihrem Gott Thor, dem Donnergott. Sie glaubten, wenn man sich bei Gewitter unter einer Haselnuss versteckt, werde Thor einen vor Blitzen schützen. Für die Römer war das Schenken von Haselnusspflanzen ein Glückwunsch, der Frieden und Wohlstand versprach. In der Hochzeitsnacht verteilte man Haselnüsse, um den Eheleuten Fruchtbarkeit zu wünschen. Im Mittelalter wurde das Holz der Haselnuss zum Beschwören des Teufels und der dunklen Mächte verwendet. Außerdem wurde ein mit einem unbenutzten Messer geschnittener Haselnussast zur Beschwörung der Toten und Verschollenen verwendet.

Heute wird das Holz der Haselnuss auch zum Bau von Wünschelruten verwendet, mit denen zum Beispiel Wasseradern ausfindig gemacht werden sollen. Außerdem wird einem Haselnussast nachgesagt, er könne nicht nur Wasser, sondern auch Goldadern, versteckte Schätze, Räuberverstecke und Mörder ausfindig machen.

Die Pflanze

Haselnüsse sind die Früchte des Haselnussstrauchs, der auf der nördlichen Erdhalbkugel zu finden ist und zur Familie der Birkengewächse gehört. Der Strauch wird ca. drei bis fünf Meter groß, hat einen dünnen Stamm und ist mit dichtem Laub bestückt. Schon zu Beginn des Wachstums der Haselnuss wird diese durch die sogenannten Tragblätter geschützt, aus denen sich dann später die harte Schale entwickelt. Im Gegensatz zu anderen Nussbäumen trägt der Haselnussstrauch im Frühjahr keine Blüten. Übrigens handelt es sich bei der Haselnuss im botanischen Sinn um eine »echte« Nuss (ausschließlich Schalenfrüchte, bei denen der Samen von einer verholzten Fruchtwand umschlossen ist, zählen zu den Nüssen).

Inhaltsstoffe

Wegen ihres fantastischen Geschmacks und ihrer wertvollen Inhaltsstoffe gelten Haselnüsse als ein gesunder Hochgenuss. So warten diese Nüsse mit besonders vielen Ballaststoffen auf. Außerdem findet sich in Haselnüssen ein günstiges Verhältnis von einfach und mehrfach ungesättigten Fettsäuren. Haselnüsse enthalten viel Fett und damit zahlreiche Kalorien. So liefern 100 g Haselnüsse 644 kcal. Doch der Genuss – in Maßen – lohnt sich auf jeden Fall. Laut der Deutschen Gesellschaft für Ernährung (DGE) ist es von Vorteil für die Gesundheit, täglich bis zu 25 g Nüsse zu essen. Denn das Fett der Haselnuss besteht vor allem aus ungesättigten Fettsäuren, die umgangssprachlich auch als »gute Fette« bezeichnet werden.

Ebenso finden sich in Haselnüssen Vitamin E und verschiedene B-Vitamine wie beispielsweise Niacin. Sie weisen den höchsten Gehalt an Biotin aller Nusssorten auf. Auch die Mineralstoffe Magnesium, Phosphor, Kalium, Eisen und Calcium, die Spurenelemente Zink und Kupfer sowie sekundäre Pflanzenstoffe aus der Gruppe der Phytosterine werden durch Haselnüsse geliefert.

Tabelle 3:
Nährwerte pro 100 g Haselnüsse (nach Souci SW et al.: Food Composition and Nutrition Tables. Medpharm Scientific Publishers, Stuttgart 2000)

Bestandteil	**Menge**	**Bestandteil**	**Menge**
Kalorien	644 kcal	- Biotin	35 mg
Fette gesamt	61 g	- Vitamin C	6,3 mg
- gesättigte Fettsäuren	4 g	- Vitamin E	26,3 mg
- einfach ungesättigte Fettsäuren	46 g	Carotinoide	
- mehrfach ungesättigte Fettsäuren	8 g	- β-Carotin	11 µg
- Linolsäure	7,83 g	- α-Carotin	3 µg
- Linolensäure	0,09 g	- Lutein + Zeaxanthin	92 µg
Protein (Eiweiß)	15 g	Gesamtphytosterole	96 mg
Kohlenhydrate	17 g	- Stigmasterol	1 mg
Mineralstoffe		- Campesterol	6 mg
- Calcium	114 mg	- β-Sitosterol	89 mg
- Magnesium	163 mg	Spurenelemente	
- Kalium	680 mg	- Eisen	4,70 mg
- Phosphor	290 mg	- Selen	2,4 µg
Vitamine		- Zink	2,45 mg
- Thiamin (B1)	0,64 mg	- Kupfer	1,72 mg
- Riboflavin (B2)	0,11 mg	- Mangan	6,17 mg
- Vitamin B6	0,56 mg	- Jod	1,5 µg
- Niacin	1,80 mg	- Fluor	0,17 mg
- Folsäure	113* µg	Ballaststoffe	10 g
- Pantothensäure	0,92 mg		

Positive Wirkung auf die Gesundheit

Die in den Haselnüssen enthaltenen Ballaststoffe fördern die Verdauung, sättigen und können vor Dickdarmkrebs schützen. Außerdem helfen sie beim Erreichen einer guten Figur. Das günstige Verhältnis von einfach und mehrfach ungesättigten Fettsäuren senkt erhöhte Blutfettwerte. Dadurch kann der regelmäßige Verzehr von Haselnüssen Ablagerungen in Gefäßen verhindern – und so Herz-Kreislauf-Erkrankungen vorbeugen. Biotin stärkt die Fingernägel und verschönert die Haut. Außerdem ist es am Stoffwechsel der Aminosäuren beteiligt und auch ein wichtiger Bestandteil vieler Enzyme. Vitamin E wirkt als Antioxidans, es schützt die ungesättigten Fettsäuren und die Zellen vor freien Radikalen. Zusammen mit Carotinoiden können sie vor Herz-Kreislauf-Erkrankungen schützen. Vitamine der B-Gruppe stärken die Nerven und regen den Kohlenhydratstoffwechsel an. Das B-Vitamin Folsäure ist wichtig für die Entwicklung des Embryos. Calcium, Magnesium, Kalium und Eisen werden für eine intakte Nerven- und Muskelfunktion benötigt, Kalium reguliert zusätzlich die Herztätigkeit, Eisen ist für die Blutbildung erforderlich. Kupfer fördert die Blutbildung, Zink unterstützt die Wundheilung und stimuliert das Abwehrsystem. Die Gerbstoffe regen die Haut- und Darmfunktion an, Lezithin hält das Gehirn auf Trab. Haselnüsse sollen günstig auf die Blutbildung und das Immunsystem wirken.

Die Vorteile der Haselnuss für die Gesundheit lassen sich wie folgt zusammenfassen: Der regelmäßige Genuss senkt den erhöhten Cholesterinspiegel, das Risiko für Herz-Kreislauf-Erkrankungen und Typ-2-Diabetes. Die in den Haselnüssen enthaltenen Antioxidantien können sogar vor Krebs schützen. Übrigens spielt der Verarbeitungsgrad der Nüsse für die gesundheitliche Wirkung keine Rolle.

Gefäßablagerungen, beispielsweise aufgrund erhöhter Blutfettwerte, können zu Herzinfarkt und anderen Herzerkrankungen führen. Sie gelten deshalb als lebensbedrohlicher Risikofaktor. Wie eine Studie der Arbeitsgruppe um Fulya Balaban Yücesan aus dem Jahr 2010 aufzeigt, wirkt sich der regelmäßige Verzehr von Nüssen positiv auf diesen Risikofaktor aus.

In die Studie wurden 21 gesunde Probanden aufgenommen. Sie bekamen vier Wochen lang täglich 1 g Haselnüsse pro kg Körpergewicht. Haselnüsse zeichnen sich im Vergleich zu anderen Nüssen durch einen besonders hohen Gehalt an einfach ungesättigten Fettsäuren und Vitamin E aus. Ansonsten sollten die Studienteilnehmer ihre normalen Ernährungsgewohnheiten beibehalten.

Durch den Verzehr der Haselnüsse wurden die Ballaststoffaufnahme bei den Probanden gesteigert sowie mehr ungesättigte und weniger gesättigte Fettsäuren aufgenommen. Wegen des hohen Fettgehalts der Nüsse nahmen die Studienteilnehmer zwar mehr Kalorien auf, das Körpergewicht blieb jedoch unverändert. Ein positiver Effekt wurde auch hinsichtlich der Blutfettwerte beobachtet: So war der Cholesterinspiegel sowohl nach 15 als auch nach 30 Tagen gesunken. Dies ist hauptsächlich auf eine Reduktion des schädlichen LDL-Cholesterins zurückzuführen, der Wert für das positive HDL-Cholesterin veränderte sich dagegen nicht.

Aufgrund dieser positiven Effekte empfehlen die Wissenschaftler Haselnüsse als Bestandteil einer gesunden Ernährung.

(Yücesan et al. 2010: Hazelnut comsumption decreases the susceptibility of LDL to oxidation, plasma oxidized LDL level and increases the ration of large/small LDL in normolipidemic healthy subjects. Anadolu Kardiyol Derg 2010; 10; 28–35)

Kokosnuss

Die meisten von uns verbinden die Kokosnuss wohl mit paradiesisch anmutenden Inseln der Südsee – Sonne, Strand, Meer und Palmen als Inbegriff für Urlaub in der Ferne! Und wirklich, die Kokospalme steht für tropisches Klima, Wärme und Sonne, denn sie gedeiht nur in den inneren Tropen und bis zu den Wendekreisen. Weiter südlich und nördlich ist es der Kokospalme schon wieder zu kalt.

Bei uns ist das Fleisch der Kokosnuss sehr beliebt. Angeboten werden ganze Kokosnüsse oder auch das bereits ausgelöste Kokosfleisch. Kokosmilch, eine aus geraspeltem Kokosfleisch unter Beigabe von Kokoswasser hergestellte Emulsion, ist eine der wichtigsten Zutaten in der asiatischen, afrikanischen, indischen, indonesischen und südamerikanischen Küche. Sie verfeinert Soßen, Currys, Suppen und andere Gerichte. In den Tropen wird frisches, gekühltes Kokosfleisch in der eigenen Schale als Erfrischung angeboten. Das wohlschmeckende Fruchtfleisch wird dann mit einem Löffel ausgekratzt.

Zur Herstellung der Kokosmilch wird das frische Fruchtfleisch der Kokosnuss aus der Schale – meist maschinell – geraspelt. Die Raspeln werden anschließend mithilfe eines Tuches ausgepresst. Dieses erste Pressen ergibt eine dickflüssige und sehr fetthaltige Kokoscreme. Die deutlich dünnflüssigere und fettärmere Kokosmilch entsteht dann durch weitere Pressvorgänge und die Zugabe von heißem Wasser. Bei uns ist die Kokosmilch hauptsächlich in Dosen erhältlich.

Durch Zentrifugierung der Kokosmilch bzw. durch moderne Filtertechnik entsteht das Kokosöl, ähnlich wie die Trennung von Magermilch und Sahne. Industriell wird Kokosöl aus Kopra – internationaler Fachbegriff für getrocknetes Kokos-Fruchtfleisch – gewonnen. Dieses Öl diente seit Anfang des 19. Jahrhunderts als Speisefett, wurde aber auch in der Herstellung von Seife und Kosmetikartikeln verwendet. Belegte Kokosöl noch in den 60er-Jahren des letzten Jahrhunderts in der Rangliste der bedeutendsten Speiseöle den fünften Platz, so rangiert es heute auf Platz acht.

Ein bisschen Geschichte

Die ursprüngliche Heimat der Kokospalme – des »Baums des Lebens« – wird in der pazifischen Inselgruppe Melanesien vermutet, einer tropischen Inselgruppe im südwestlichen Stillen Ozean. Zuerst verbreitete sich die Kokosnuss ohne menschliches Zutun: Die Nüsse fielen von den Palmen direkt ins Meer und ließen sich von der Strömung zum Strand einer neuen Insel tragen.

Da die Nüsse wochenlang im Meer schwimmen können, ohne ihre Keimfähigkeit einzubüßen, begannen sie dort, wo sie angeschwemmt wurden, zu keimen. Erste Berichte vom Anbau der Kokosnuss existieren aus der Zeit vor etwa 2300 Jahren. Um Christi Geburt holten arabische Karawanen die Nüsse aus Indien. Hauptsächlich die Seefahrer haben die Kokosnuss in verschiedene Regionen gebracht, denn bei ihnen war die Kokosnuss wegen ihrer guten Lagerbedingungen und ihres hohen Gehalts an gesundheitsfördernden Substanzen als Proviant sehr beliebt. Wirtschaftliche Bedeutung erlangte die Kokosnuss aber erst im 19. Jahrhundert. Die ersten, von Holländern auf Ceylon angelegten Plantagen stammen aus der Mitte des 19. Jahrhunderts. Heute wird die Kokospalme in tropischen Klimazonen angebaut, wächst dort aber auch wild. Zu den wichtigsten Anbauländern gehören heute Indien, Indonesien, Philippinen, Sri Lanka, Malaysia und Thailand.

Auch heute noch werden alle Teile der Kokospflanze genutzt. Die Kokosnüsse enthalten eine durststillende Flüssigkeit und das nahrhafte Fruchtfleisch, aus dem Kokosmilch und Kokosöl gewonnen werden. Aus der den Kern umhüllenden harten Schale wurden und werden wasserdichte Gefäße hergestellt. Die Fasern werden zu Fischernetzen und Tauen verarbeitet. Die Palme liefert mit ihrem Holz Baumaterial für Häuser und Boote. Auch die Palmwedel dienen als Baumaterial. Bei uns als Delikatesse geschätzt werden die sogenannten Palmherzen, das essbare Mark der jungen Triebe am oberen Ende einer Palme.

Die Pflanze

Die Kokosnuss ist die Frucht der Kokospalme, die zur Familie der Palmengewächse (Arecaceae) gehört. Dieser biegsame, schlanke Baum besteht aus einem unverzweigten Stamm, an dessen Ende viele bis zu 7 Meter lange Fiederblätter wachsen. Bei der Kokospalme wird zwischen der hochwüchsigen – sie kann 25 bis 30 Meter hoch und bis zu 100 Jahre alt werden – und der zwergwüchsigen unterschieden. Letztere wird lediglich bis zu 6 Meter hoch und nicht älter als 50 Jahre. Bei der Kokosnuss handelt es sich botanisch um eine Steinfrucht; sie gehört mit einer Länge von rund 30 cm, einer Breite von ungefähr 25 cm und einem Gewicht von bis zu 2500 g zu den größten Früchten im Pflanzenreich überhaupt. Die eiförmige Frucht wird von einer grünen, lederartigen Hülle umgeben, unter der sich eine fleischige und fasrige dicke Schicht befindet. Der essbare und hohle Kern ist von einer sehr harten und holzigen Schale umgeben. So kommt die Kokosnuss auch bei uns in den Handel. Ist die Frucht noch unreif, ist der Kern mit einer klaren Flüssigkeit gefüllt, die während der Reifung zurückgeht. Dafür wächst dort dann das delikate weiße Fruchtfleisch.

Das Öffnen einer Kokosnuss ist nicht ganz einfach und erfordert etwas handwerkliches Geschick: Mit einem Hammer und Nagel werden zwei Löcher in die Keimporen – den Einbuchtungen am einen Ende der Nuss – geschlagen. So kann das Kokoswasser abfließen. Danach wird die Nuss mit einer Säge bis zur Hälfte aufgesägt und anschließend mit dem Hammer zerschlagen.

Beim Kauf einer Kokosnuss sollte darauf geachtet werden, dass noch ein Rest Kokoswasser in der Nuss zu hören ist, denn vollständig ausgereifte Nüsse – die ja kein Wasser mehr haben – werden schneller ranzig.

Inhaltsstoffe

Ähnlich wie die Avocado zählt die Kokosnuss zu den Nahrungsmitteln, von denen sich der Mensch über einen längeren Zeitraum ausschließlich ernähren könnte, ohne irgendwelche Mangelerscheinungen aufzuweisen. Kokosnüsse sind reich an Fett sowie gesättigten und ungesättigten Fettsäuren. Entsprechend hoch ist der Kaloriengehalt des weißen Fruchtfleisches. Dieses überzeugt auch durch seinen hohen Gehalt an Kalium, Kupfer, Eisen, Magnesium, Vitamine der B-Gruppe wie Folsäure, Zink und Phosphor. Nicht zu vergessen ist auch der hohe Ballaststoffgehalt.

Auch das Kokoswasser enthält sehr viele Nährstoffe, darunter Vitamine, Mineralstoffe, Antioxidantien, Aminosäuren, Enzyme, Wachstumsfaktoren und sekundäre Pflanzenstoffe. Dieser Nährstoffreichtum beruht auf der Tatsache, dass Kokospalmen in Meeresnähe wachsen und ihre Wurzeln so kontinuierlich mineralstoffreiches Salzwasser aufnehmen. Von den Wurzeln gelangen die Mineralstoffe in den Stamm und von dort in die Frucht, wo sie gespeichert werden. Daher finden sich im Kokoswasser die gleichen gesunden Inhaltsstoffe wie im Fruchtfleisch, also Magnesium, Calcium und Kalium sowie zahlreiche Spurenelemente (Zink, Jod, Schwefel, Mangan etc.).

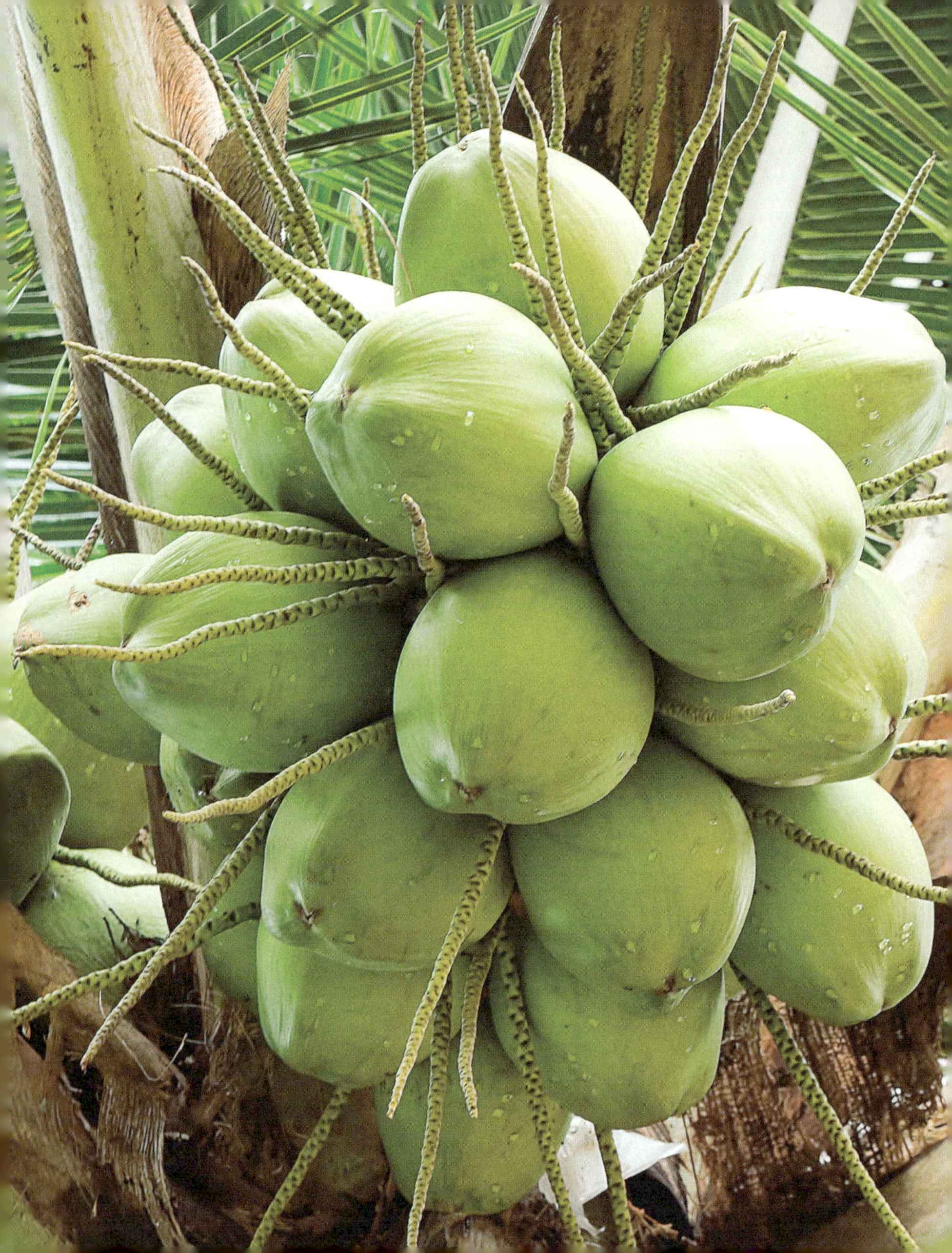

Alle Mineralstoffe liegen in Form von Elektrolyten vor, das bedeutet, sie werden vom menschlichen Körper leicht aufgenommen.
Kokoswasser gilt als fettfrei. Auch weist Kokoswasser im Vergleich zu anderen Säften trotz seines angenehm süßen Geschmacks nur einen geringen Zuckeranteil auf, z. B. nur ein Fünftel der Zuckermenge von frischem Trauben- oder Apfelsaft.

Tabelle 4:
Nährwerte pro 100 g Kokosnuss (roh) (nach Deutsches Ernährungsberatungs- und -informationsnetz)

Bestandteil	**Menge**	**Bestandteil**	**Menge**
Kalorien	358 kcal	- Vitamin B1	0,06 mg
Fette gesamt	36,5 g	- Vitamin B2	0,01 mg
- gesättigte Fettsäuren	32,081 g	- Vitamin B6	0,06 mg
- Laurinsäure	16,2 g	- Vitamin C	2 mg
- mehrfach ungesättigte Fettsäuren	0,68 g	- a-Tocopherol	0,7 mg
- einfach ungesättigte Fettsäuren	2,23 g	- Nicotinamid	380 µg
Eiweiß (Protein)	3,92 g	- Pantothensäure	0,2 mg
Kohlenhydrate	4,78 g	- Biotin	12 µg
Mineralstoffe	1.18 g	- Niacin	1030 µg
- Natrium	35 mg	- Folsäure	9 µg
- Kalium	380 mg	Spurenelemente	
- Magnesium	39 mg	- Eisen	2,25 mg
- Calcium	20 mg	- Kupfer	320 µg
- Phosphor	94 mg	- Zink	0,78 mg
Vitamine		- Mangan	1310 µg
- Vitamin E	0,7 mg	- Jod	1,2 µg
- Folsäure	30 µg	Ballaststoffe	9 g

8 Die Kokosnuss hat so viele wertvolle Inhaltsstoffe, dass sich ein Mensch längere Zeit ausschließlich von ihr ernähren könnte.

Positive Wirkung auf die Gesundheit

Galt Kokosfett/Kokosöl früher als alles andere als gesundheitsfördernd, so wird heute von einer durchaus gesunden Wirkung dieses Fetts ausgegangen. Immer mehr zeigt sich der Nutzen der im Kokosöl enthaltenen gesättigten mittelkettigen Fettsäuren, hauptsächlich der Laurinsäure. Studien haben gezeigt, dass Kokosfett – im Gegensatz zur Butter – den Fettstoffwechsel trotz der gesättigten Fettsäuren positiv beeinflussen kann. Zwar steigt der Cholesterinspiegel bei laurinsäurehaltiger Ernährung, betroffen von dieser Erhöhung ist jedoch HDL-Cholesterin, also das »gute« Cholesterin. Diese Cholesterinfraktion schützt die Gefäße vor Fettablagerungen und beugt so einer Gefäßverkalkung vor.

Bereits in den 1960er-Jahren gab es die ersten wissenschaftlichen Berichte über die Effekte der Laurinsäure gegen Bakterien, Hefen, Pilze und bestimmte Viren. 30 Jahre später wurde die spezifische antivirale Wirkung der Laurinsäure u. a. gegen das Herpes-simplex-, das Masern- und das HI-Virus erforscht. Der Wirkmechanismus der Laurinsäure ist einfach: Sie löst die Fettbestandteile der Hüllmembran des Virus auf und inaktiviert es auf diese Weise.

Interessant in diesem Zusammenhang ist, dass die Laurinsäure bzw. ihre Derivate keine schädliche Wirkung auf die nützlichen Darmbakterien zu haben scheinen, sondern nur auf potenziell krankheitserregende Mikroorganismen. Zu diesen gehören unter anderem Listeria monocytogenes, Staphylococcus aureus, Streptococcus agalactiae, Gruppe-A-, F- und G-Streptokokken, grampositive Organismen und auch einige gramnegative Organismen.

Die Kokosnuss, Kokosnussöl bzw. Kokosnussfett sollen auch günstig für die Normalisierung von Körperfettwerten sein, die Leber vor Schäden durch Al-

kohol schützen und die entzündungshemmende Reaktion des Immunsystems verbessern.
Die Bewohner der pazifischen Inseln, dem wichtigsten Anbaugebiet der Kokosnuss, schätzen schon seit alters her die heilende und gesundheitsfördernde Wirkung des Kokoswassers. So soll Kokoswasser bei Austrocknung helfen, Verstopfung lindern, Folgen einer Fehlernährung verhindern, gegen Müdigkeit, Überhitzung, Furunkel, Durchfall, Nierensteine, Knochenschwund (Osteoporose), Infektionen des Harntraktes und Unfruchtbarkeit helfen. Kokoswasser gehörte und gehört hier also zu jeder Therapie dazu. Interessanterweise bestätigt nun auch die moderne medizinische Wissenschaft die Effektivität von Kokoswasser bei vielen gesundheitlichen Problemen.
Forschungen haben ergeben, dass die meisten gesundheitsfördernden Eigenschaften im Kokoswasser auf seinem Mineralstoffgehalt basieren. So wurde der hydrierende Effekt des Kokoswassers in den letzten Jahrzehnten eindeutig nachgewiesen. Bis heute wird es in tropischen Gegenden intensiv in der Behandlung von Patienten mit Cholera, Ruhr, Virusgrippe und anderen Infektionskrankheiten, die zu einer Dehydrierung führen können, eingesetzt. Klinische Studien belegen auch, dass Kokoswasser sehr wirksam die Auflösung von Nierensteinen unterstützt. Ebenso wurde nachgewiesen, dass Kokoswasser die Beschwerden im Rahmen von Nieren- und Harntraktleiden lindert. Außerdem wurde eine blutdrucksenkende Wirkung des Kokoswassers gefunden.
Studien am Tiermodell haben gezeigt, dass Kokoswasser das Verhältnis von »gutem« zu »schlechtem« Cholesterin verbessert und Ablagerungen in den Arterien reduziert. Damit wird das Risiko eines Herzanfalls und eines Schlaganfalls gesenkt.

Macadamianuss

Die Macadamianuss, die Königin der Nüsse, erfreut sich bei uns wachsender Beliebtheit. Sie überzeugt nicht nur durch ihren feinen Geschmack, sondern auch durch ihre gesundheitsfördernden Wirkungen. Noch vor wenigen Jahren galten Macadamianüsse als exklusiver Snack, dessen Preis sehr weit oben angesiedelt war. Die hohe Nachfrage konnte durch das damals noch geringe Angebot nicht gedeckt werden. Doch mittlerweile hat sich der Anbau der Macadamianuss ausgeweitet, und jetzt ist es zumindest zeitweise sogar so, dass das Angebot die Nachfrage übersteigt. Doch nach wie vor gelten die schmackhaften und gesunden Macadamianüsse als die wohl exklusivste Nusssorte.

Ein bisschen Geschichte

Die ursprüngliche Heimat der Macadamianuss ist Australien. Dort – genauer gesagt im Regenwald an der australischen Ostküste – wurde sie 1857 im Rahmen einer Forschungsexpedition von dem deutschen Naturwissenschaftler Ferdinand von Mueller entdeckt. Er gab der Pflanze den Namen seines Freundes, Lord Dr. John McAdam, seinerzeit Leiter des Philosophischen Instituts von Victoria. 1881 wurde der Macadamiabaum erstmals auf Hawaii gepflanzt, allerdings diente er dort zunächst als Windschutz für andere Pflanzenkulturen. Schnell war die Macadamianuss auch hier sehr beliebt, was zur Entwicklung ertragreicherer Sorten führte. Erst in den 1930er-Jahren kamen kommerziell rentable Mengen der Nuss auf den amerikanischen Markt. In Australien etablierte sich der Macadamiaanbau dagegen erst um 1970. Heute wird die Macadamianuss vor allem in Australien, Hawaii sowie

9 Die ursprünglich aus Australien stammende Macadamianuss gilt immer noch als etwas Besonderes.

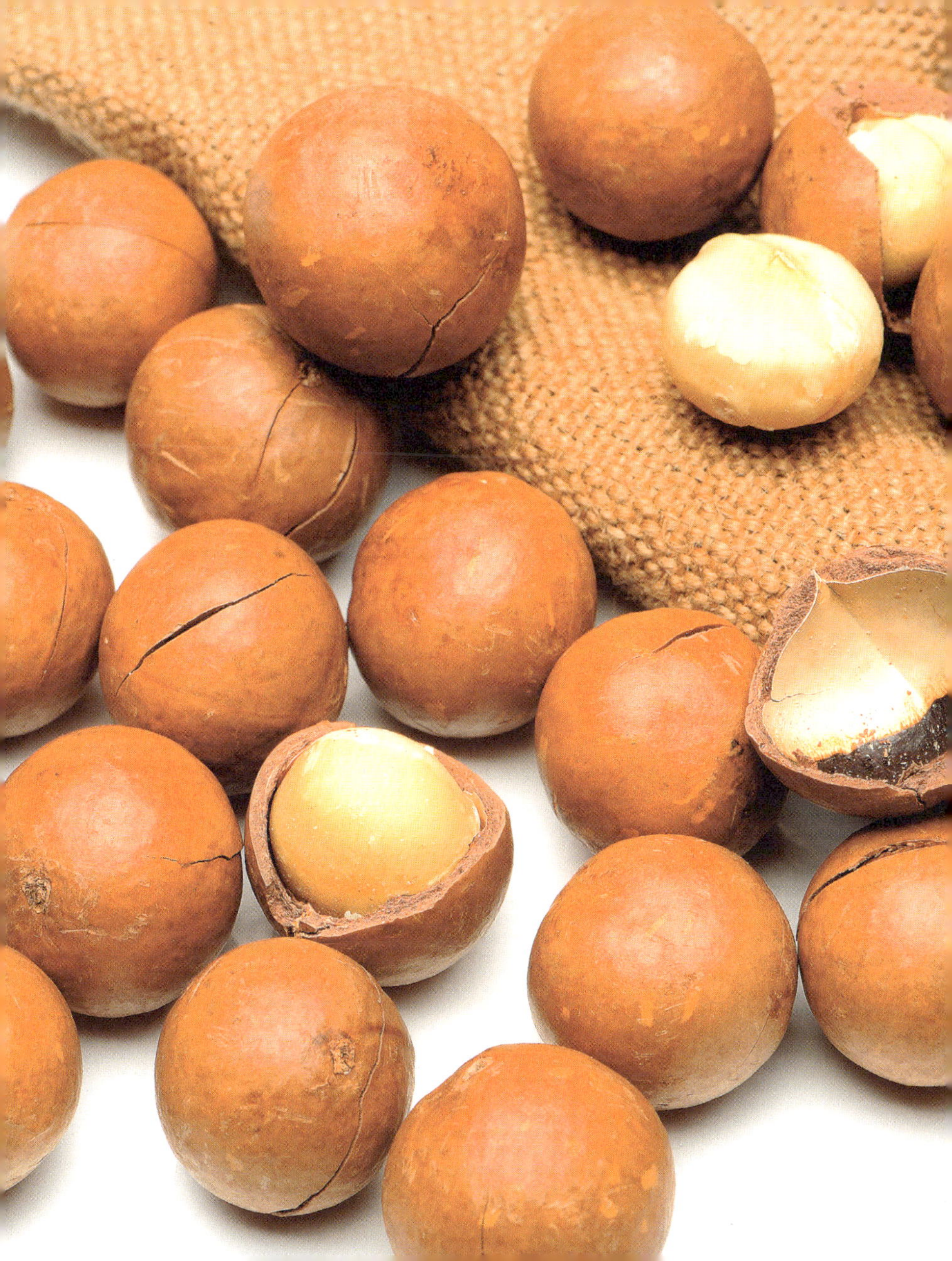

in Süd- und Ostafrika kultiviert. Auf Hawaii geht der Anbau wegen der hohen Grundstückspreise erheblich zurück.

Die Pflanze

Der Macadamiabaum gehört zur Familie der auf der südlichen Halbkugel beheimateten Silberbaumgewächse. Der immergrüne Baum benötigt für sein Wachstum und eine ertragreiche Ernte feuchtes, subtropisches Klima. Bei optimalen Bedingungen kann er bis zu 20 Meter hoch werden. Er hat dunkelgrüne, harte Blätter. Erst nach ungefähr fünf Jahren können die ersten 2 bis 3 cm großen Früchte geerntet werden, die in langen Rispen – ähnlich wie Weintrauben – wachsen. Die helle, kugelförmige Nuss ist von einer braunen Schale und diese wiederum von einer grünen, lederartigen Hülle umgeben.

Inhaltsstoffe

Mit 73 Prozent besitzt die Macadamianuss den höchsten Fettgehalt aller Nüsse. Jedoch handelt es sich hier um ein gesundheitlich sehr wertvolles Fett, denn es enthält zu über 80 Prozent einfach ungesättigte Fettsäuren wie die Ölsäure. Der Rest besteht aus mehrfach ungesättigten (2 Prozent), zum Beispiel die Linolsäure, und gesättigten Fettsäuren (16 Prozent) wie die Palmitinsäure. Neben diesem günstigen Fettsäureprofil verfügt die Macadamianuss über noch weitere gesundheitsfördernde Inhaltsstoffe wie sekundäre Pflanzenstoffe (beispielsweise Phytosterine) und Vitamine wie Vitamin B1 und B2 sowie Niacin. Außerdem handelt es sich bei der Macadamianuss um eine sehr gute Quelle für Ballaststoffe.

Tabelle 5:

Nährwerte pro 100 g Macadamianüsse (nach Souci SW et al.: Food Composition and Nutrition Tables. Medpharm Scientific Publishers, Stuttgart 2000; * Angabe in Tocopherol bzw. Folsäureäquivalente)

Bestandteil	**Menge**	**Bestandteil**	**Menge**
Kalorien	720 kcal	- Lutein + Zeaxanthin	Spuren
Fette gesamt	76 g	Gesamtphytosterole	114 mg
- gesättigte Fettsäuren	12 g	- Campesterol	7 mg
- einfach ungesättigte Fettsäuren	59 g	- β-Sitosterol	107 mg
- mehrfach ungesättigte Fettsäuren	1,5 g	Mineralstoffe	
- Linolsäure	1,30 g	- Calcium	70 mg
- Linolensäure	0,20 g	- Magnesium	118 mg
Protein (Eiweiß)	8 g	- Kalium	363 mg
Kohlenhydrate	13 g	- Phosphat	198 mg
Vitamine		- Natrium	4 mg
- Thiamin (B1)	0,71 mg	Spurenelemente	
- Riboflavin (B2)	0,09 mg	- Eisen	2,65 mg
- Vitamin B6	0,36 mg	- Selen	3,6 µg
- Niacin	2,27 mg	- Zink	1,29 mg
- Folsäure	10* µg	- Kupfer	0,57 mg
- Pantothensäure	0,60 mg	- Mangan	3,04 mg
- Vitamin E	1,5* mg	- Fluor	Spuren
Carotinoide		Ballaststoffe	8 g
- β-Kryptoxanthin	Spuren		

Positive Wirkung auf die Gesundheit

Ungesättigte Fettsäuren, die zu einem erheblichen Anteil in der Macadamianuss enthalten sind, können nachgewiesenermaßen den Gesamt- und den LDL-Cholesterinspiegel senken. Wie verschiedene wissenschaftliche

Studien belegen, wird dadurch das Risiko für Herz-Kreislauf-Erkrankungen reduziert. Zudem findet sich in Macadamianüssen ein hoher Anteil an Phytosterolen, die ebenfalls zu einer Reduktion des Cholesterinspiegels beitragen können. Außerdem enthalten diese Nüsse die Vitamine B1, B2 und Niacin. Diese Vitamine spielen bei der Energiegewinnung im Kohlenhydratstoffwechsel eine entscheidende Rolle und sind an der Reizübertragung im Nervensystem beteiligt. Die in der Macadamianuss reichlich enthaltenen Ballaststoffe sorgen für eine geregelte Verdauung und können, wie in einer klinischen Studie festgestellt wurde, das Dickdarmkrebsrisiko um 40 Prozent verringern.

Bei Phytosterolen oder Phytosterinen handelt es sich um natürliche Bestandteile pflanzlicher Fette und Öle, die hinsichtlich ihrer chemischen Struktur dem Cholesterin ähneln und dessen Aufnahme im Darm verhindern. Auf diese Weise können sie den erhöhten Cholesterinspiegel senken. Dies ist auch der Grund, warum Phytosterole sogenannten funktionellen Lebensmitteln wie Margarine oder Joghurt künstlich zugesetzt werden. Außerdem bilden sie die Vorstufen verschiedener Vitamine und Hormone. Im menschlichen Organismus sind Phytosterole Bausteine von Zellmembranen. Sie regulieren zahlreiche Abläufe. So hemmen sie beispielsweise Entzündungsreaktionen, indem sie die Bildung der für eine Entzündung erforderlichen Arachidonsäure blockieren.

Der positive Effekt der Macadamianuss auf unsere Gesundheit wurde in verschiedenen Interventionsstudien untersucht. Hier die Ergebnisse aus den vier wichtigsten Studien auf einen Blick:

- Durch 42,5 g Macadamianüsse täglich und herzfreundlicher Ernährung wurde der Gesamt- und LDL-Cholesterinwert von 25 Probanden mit leicht erhöhtem Cholesterinspiegel signifikant reduziert. Als Vergleich diente eine amerikanische Standardernährung.
- In einer weiteren Interventionsstudie bekamen die Studienteilnehmer, die alle einen erhöhten Cholesterinspiegel aufwiesen, täglich 40 bis 90 g Macadamianüsse. Auch hier wurde nach vier Wochen eine Reduktion der Cholesterinspiegel um immerhin 5 Prozent festgestellt.
- Die signifikante Verringerung des Gesamtcholesterinspiegels durch Macadamianüsse ergab auch eine weitere Studie. Interessant an dieser Untersuchung ist, dass es sich bei den Teilnehmern um gesunde Männer und Frauen im Alter zwischen 18 und 55 handelte.
- Eine japanische Studie mit 71 jungen Japanerinnen fand ebenfalls eine signifikante Senkung des Gesamtcholesterinspiegels durch den Verzehr von Macadamianüssen. Eine Gewichtszunahme wurde nicht beobachtet.

Diese Ergebnisse belegen deutlich, dass der Verzehr von Macadamianüssen, die reich an einfach und mehrfach ungesättigten Fettsäuren sind, den Gesamtcholesterinwert erheblich senken kann. Damit geht auch das Risiko für Herz-Kreislauf-Erkrankungen signifikant zurück. Verantwortlich für diesen Effekt ist vermutlich die Qualität des in den Nüssen enthaltenen Fettes. Macadamianüsse sollten nach Ansicht der Studienleiter Bestandteil einer gesunden Ernährung sein.

Mandel

Bei uns gibt es Mandeln in unzähligen Variationen, beispielsweise ungeschält, geschält, blanchiert, gemahlen, geröstet, ungeröstet, gesalzen, gehobelt, gehackt und gestiftelt. Eine Spezialität auf Volksfesten und Weihnachtsmärkten sind die »gebrannten Mandeln«, dabei handelt es sich um mit Zucker und verschiedenen Gewürzen geröstete Mandeln. Aber auch in vielen Snacks, Backwaren, Müslis und Süßspeisen sind Mandeln enthalten. Außerdem werden sie zur Herstellung von Marzipan verwendet. Darüber hinaus liefern Mandeln auch hochwertiges Speiseöl.

Ein bisschen Geschichte

Bereits um 1700 vor Christus wird der Mandelbaum erwähnt, der damals in der Region von Palästina heimisch war. Er verbreitete sich von dort in den Westen sowie das südliche und mittlere Europa. Um 100 nach Christus herrschte bei den Römern der Brauch, frisch vermählte Paare mit Mandeln – sie galten zu dieser Zeit als absolute Delikatesse – zu bewerfen. Dies sollte zahlreichen und gesunden Nachwuchs garantieren. Eine griechische Sage berichtet davon, dass der Mandelbaum aus einem Blutstropfen der Göttin Kybele entstanden ist.

Schriften aus England, datiert um 1600 nach Christus, berichten von Mandelbäumen. Im 17. Jahrhundert gelangte der Mandelbaum mit spanischen Franziskanermönchen erstmals nach Kalifornien. Das feuchte und kühle Wetter um das an der Küste gelegene Kloster bot jedoch keine optimalen Wachstumsbedingungen. Erst im folgenden Jahrhundert wurden die Bäume erfolgreich weiter im Inland angepflanzt. Kommerzielle Plantagen entstan-

10 Mandeln sind die Kerne einer Frucht und gehören somit zu den Steinfrüchten.

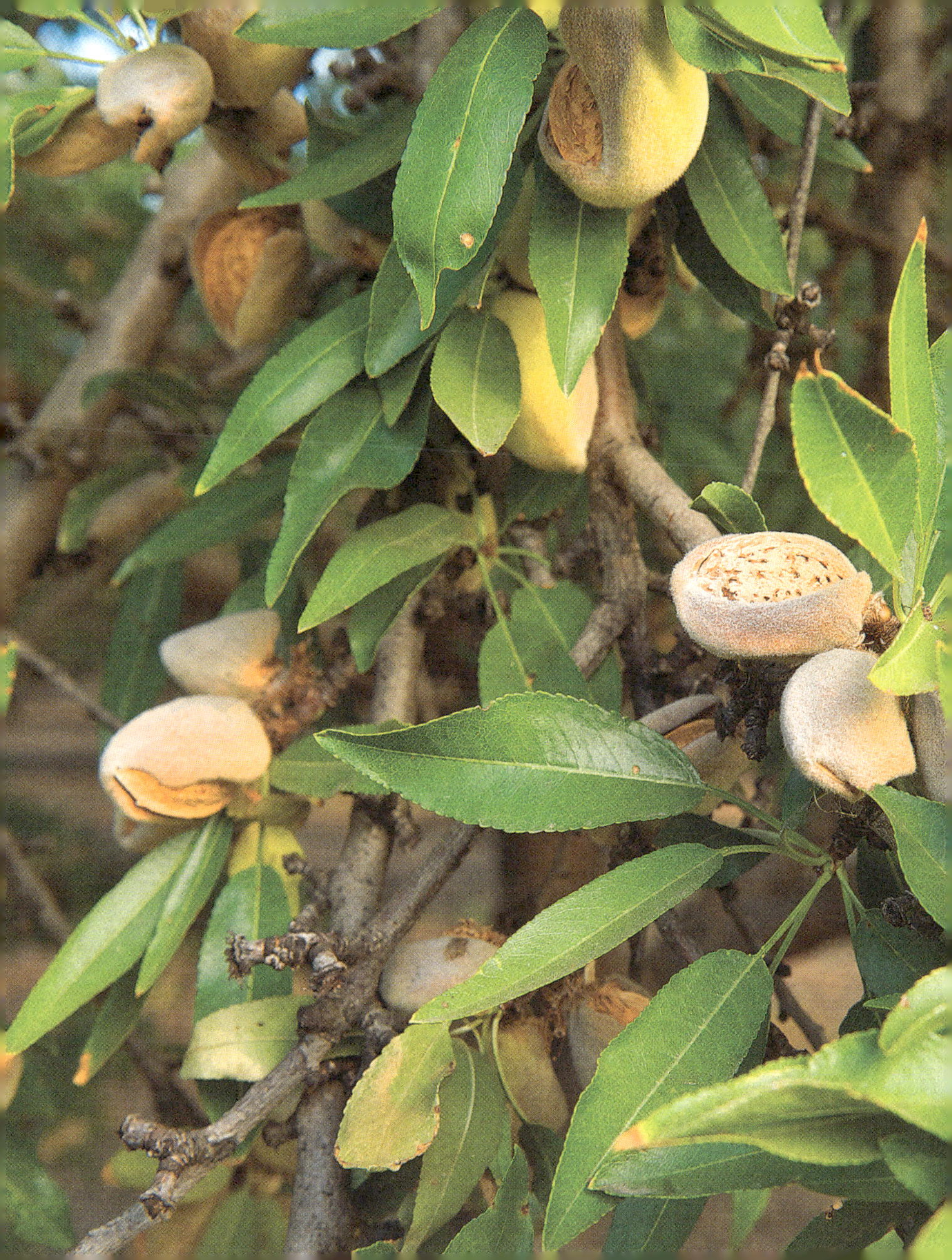

den dort aber erst 200 Jahre später. Bis etwa 1870 waren durch Forschung und Züchtung bereits einige der bekanntesten Mandelsorten von heute entstanden. Anfang des 20. Jahrhunderts hatte die Mandelindustrie ihren festen Sitz in den Gegenden um Sacramento und San Joaquin im Central Valley Kaliforniens. Heute findet man Mandelbaum-Plantagen nicht nur in den USA, sondern auch in Spanien, Italien, Portugal, Australien, Tunesien, Griechenland und Marokko sowie in der Türkei und im Iran.

Obwohl das Wort Marzipan arabischen Ursprungs ist, gelten Bäcker im alten Athen als sein Erfinder. Sie sollen aus Honig und Mandeln das Ur-Marzipan bereitet haben, das Rezept haben sie – so weiß es zumindest die Geschichte – von den Persern übernommen.
Wird über die Erfinder des Marzipans noch diskutiert, so ist man sich aber darüber einig, dass Marzipan eine Verbindung zu Seefahrerstädten aufwies. So gelangte die Köstlichkeit über das Meer in die deutschen Hansestädte wie Lübeck und Königsberg. In diesen Städten bereiteten Bäcker bereits im Mittelalter Marzipan zu – jedoch sehr selten, denn die Zutaten wie Mandeln und Zucker waren sehr teuer. Fabrikmäßig wurde Marzipan erst zu Beginn des 19. Jahrhunderts hergestellt. Im Jahr 1806 gründeten zwei Konditoren unabhängig voneinander in Lübeck und in Reval, dem heutigen Tallinn, die ersten Marzipanmanufakturen.

Die Pflanze

Mandeln sind die Kerne einer Frucht und gehören damit zu den Steinfrüchten. Der Mandelbaum gehört wie der Pfirsich und die Aprikose zur Familie der Rosengewächse, weshalb die Mandel auch als die »Königin der Rosenfamilie« bezeichnet wird. Er kann sehr hoch werden, sechs Meter sind keine Seltenheit. Der Baum ist relativ robust – selbst länger andauernde Trockenzeiten übersteht er problemlos – und trägt jedes Jahr Früchte. Insekten lieben die bereits zu Beginn des Frühjahrs zu bewundernde Blüte des Mandelbaums, denn sie ist sehr nektarreich. Die Mandeln reifen erst gegen Ende des Sommers.

Je nach Gehalt an Bittermandelöl werden bittere und süße Mandeln unterschieden. Erstere enthalten das Blausäureglykosid Amygdalin. Sie schmecken herb und bitter und werden aus diesem Grund nur zur Aromatisierung und auch nur in kleinen Mengen verwendet.

Süße Mandeln

- haben eine dicke Schale
- eignen sich vor allem zum Backen und Kochen
- können auch roh verzehrt werden

Bittermandeln

- haben eine dicke Schale
- sind äußerst giftig
- eignen sich lediglich zum Backen und Kochen, da durch die Wärme das Amygdalin zerstört wird

Tabelle 6:
Nährwerte pro 100 g Mandeln (nach Souci SW et al.: Food Composition and Nutrition Tables. Medpharm Scientific Publishers, Stuttgart 2000;
* Angabe in Tocopherol bzw. Folsäureäquivalente)

Bestandteil	**Menge**	**Bestandteil**	**Menge**
Kalorien	580 kcal	Gesamtphytosterole	120 mg
Fette gesamt	51 g	- Stigmasterol	4 mg
- gesättigte Fettsäuren	4 g	- Campesterol	5 mg
- einfach ungesättigte Fettsäuren	32 g	- β-Sitosterol	111 mg
- mehrfach ungesättigte Fettsäuren	12 g	Mineralstoffe	
- Linolsäure	12 g	- Calcium	248 mg
Protein (Eiweiß)	21 g	- Magnesium	275 mg
Kohlenhydrate	20 g	- Kalium	728 mg
Vitamine		- Phosphor	474 mg
Thiamin (B1)	0,24 mg	- Natrium	1 mg
Riboflavin (B2)	0,81 mg	Spurenelemente	
Vitamin B6	0,13 mg	- Eisen	4,3 mg
Niacin	3,92 mg	- Selen	2,8 µg
Folsäure	29* µg	- Zink	3,36 mg
Pantothensäure	0,35 mg	- Kupfer	1,11 mg
Vitamin C	0 mg	- Mangan	2,53 mg
Vitamin E	26,1* mg	- Jod	2 µg
Carotinoide		- Fluor	0,90 mg
- β-Carotin	3 µg	Ballaststoffe	12 g
- Lutein + Zeaxanthin	1 µg		

Inhaltsstoffe

Mandeln zeichnen sich – ähnlich wie die Walnüsse – durch einen hohen Gehalt an Polyphenolen aus. Außerdem sind sie berühmt für ihren hohen Anteil an Vitamin E, ein starkes Antioxidans. Auch Magnesium ist in der Mandel in relativ hohen Mengen enthalten. Schließlich sind Mandeln ebenso wie alle Nüsse reich an ungesättigten Fetten. Die Aminosäure L-Arginin ist ebenfalls in Mandeln enthalten.

Positive Wirkung auf die Gesundheit

Zwar sind Mandeln wie alle Nüsse aufgrund eines Gesamtfettgehalts von 51 g nicht gerade kalorienarm – 100 g liefern 580 kcal –, jedoch besteht das Fett hauptsächlich aus einfach ungesättigten Fettsäuren, die den Gesamtcholesterin- und den LDL-Cholesterinspiegel senken. Die Aminosäure L-Arginin spielt bei der Gesunderhaltung der Gefäße eine entscheidende Rolle und kann so vor Gefäßablagerungen und damit vor Arteriosklerose schützen. Das Antioxidans Vitamin E fängt freie Sauerstoffradikale ab und verhindert auf diese Weise die gesundheitsschädliche Oxidation von ungesättigten Fettsäuren. Mandeln enthalten Folsäure, ein B-Vitamin. Frauen mit Kinderwunsch und in den ersten Schwangerschaftswochen müssen sehr auf eine ausreichende Versorgung mit diesem Vitamin achten, denn es ist für ein gesundes Wachstum und eine gesunde Entwicklung des Kindes erforderlich. Die Vitamine B1, B2 und B6 werden für die Energiegewinnung aus Kohlenhydraten und zur Reizweiterleitung im Nervensystem benötigt. Die Mineralstoffe Magnesium, Kalium und Calcium sorgen für eine intakte Nerven- und Muskelfunktion. Die reichlich in Mandeln enthaltenen Ballaststoffe fördern die Verdauung und lindern Entzündungen des Magen-Darm-Trakts.

Ebenso wie Vitamin E wirken auch die in Mandeln enthaltenen Polyphenole – diese findet man übrigens auch in Rotwein, grünem Tee, Schokolade und roten Beeren – als Antioxidans. In dieser Funktion können sie ebenso wie Vitamin E durch Hemmung der Oxidation ungesättigter Fettsäuren das Risiko für Herz-Kreislauf-Erkrankungen verringern. Dies wurde sogar in klinischen Studien belegt. Und nicht umsonst empfiehlt die American Heart Association (AHA), zum Schutz des Herzens täglich 28 bis 56 g Nüsse zu essen.

Ein weiterer nicht zu unterschätzender gesundheitlicher Vorteil der Mandeln ist ihre Wirkung als sogenannte Präbiotika. Bei Präbiotika handelt es sich um Substanzen, die die »gesunden« Darmbakterien (Probiotika) mit hochwertiger Nahrung versorgen und so eine gesunde Darmflora garantieren. Untersuchungen haben nun gezeigt, dass fein gemahlene Mandeln das Wachstum probiotischer Bakterien im Darm fördern und unterstützen – also als Präbiotika wirken. Auch eine klinische Studie kam nun zu dem Schluss, dass Mandeln wohl über bessere präbiotische Eigenschaften verfügen als einige der handelsüblichen Präbiotika.
Wurde den Mandeln das enthaltene Fett entzogen, verloren sie auch ihre präbiotische Wirkung. Es ist also wohl das in den Mandeln gebundene Fett, das für den präbiotischen Effekt verantwortlich ist.

Eine US-amerikanische Studie zeigte eine weitere für unsere Gesundheit wichtige Wirkung der Mandeln: Der regelmäßige Verzehr dieser Nuss kann einer Gewichtszunahme vorbeugen. Der Grund hierfür: Mandeln sättigen zwar sehr gut, jedoch wird die von ihnen gelieferte Energie vom Körper nicht

vollständig aufgenommen. Außerdem nehmen Mandeln den Appetit auf Kohlenhydrate.
Mandeln können auch vor Typ-2-Diabetes schützen. So wurde in einer Studie festgestellt, dass bereits nach einer 16-wöchigen »Mandel-Diät« (20 Prozent des täglichen Kalorienbedarfs werden in Form von Mandeln – rund 60 bis 80 g – verzehrt) die Insulinempfindlichkeit, die sogenannte Insulinsensitivität, deutlich verbessert werden kann. Und eine verbesserte Insulinsensitivität verhindert Typ-2-Diabetes.
Auch unsere Knochen profitieren von Mandeln. So wurde in einer Untersuchung festgestellt, dass einige Stunden nach dem Verzehr von Mandeln (60 g) die Bildung der knochenabbauenden Zellen, der sogenannten Osteoklasten, deutlich reduziert wird. Hinzu kommt, dass die Calcium-Freisetzung aus den Knochen durch Mandeln erheblich verringert wird.

Achtung: Rohe Bittermandeln sind giftig! Sie enthalten die Substanz Amygdalin, die unter dem Einfluss von Magensäure die giftige Blausäure abspaltet. Diese kann Symptome einer akuten Vergiftung wie Krämpfe, Erbrechen sowie Atemnot hervorrufen und in hohen Dosen sogar zu einer tödlichen Atemlähmung führen. Je nach Körpergewicht können bereits etwa 5 bis 10 Bittermandeln bei Kindern zu einer tödlichen Blausäurevergiftung führen.

Paranuss

Paranüsse kennen wir in der Schale oder geschält, geröstet, gesalzen, mit Schokolade überzogen und sogar in Eiscreme verarbeitet. Sie sind in vielen Snack- und Nussmischungen enthalten und auch in Kuchen, Nussbroten und Salaten.

Ein bisschen Geschichte

Der Name Para stammt von der am Mündungsgebiet des Amazonas liegenden Hafenstadt Para, was in der Indianersprache »Fluss-Meer« (»Pa' ra«) bedeutet. Bereits im 17. Jahrhundert kamen die ersten exotischen Früchte und Pflanzen, darunter auch die Paranuss, aus dieser Region mit holländischen Seeleuten nach Europa. Die ersten historischen Quellen, in denen die Paranuss beschrieben wird, stammen aus dem Jahr 1569. In diesem Jahr sammelte ein spanischer Kolonialbeamter unzählig viele dieser Nüsse für seine hungerleidenden Soldaten. Wegen des hohen Energiegehalts und Nährwerts der Paranuss erholten sich die Männer schnell.

Auch heute noch wächst der Paranussbaum nicht in Plantagen, sondern wild in den tropischen Regenwäldern Südamerikas, entlang des Amazonas, Rio Negro, Rio Vaupes und Orinoko. Zu finden ist er aber auch von Südmexiko bis Südbrasilien.

Die Pflanze

Der Paranussbaum kann sehr hoch und sehr alt werden: 50 Meter und bis zu 500 Jahre sind keine Seltenheit. Bis der Baum erstmals Früchte trägt, vergehen ungefähr zehn Jahre. Die Paranussfrucht ist sehr holzig und enthält

11 Die Paranuss ist äußerst nahrhaft.

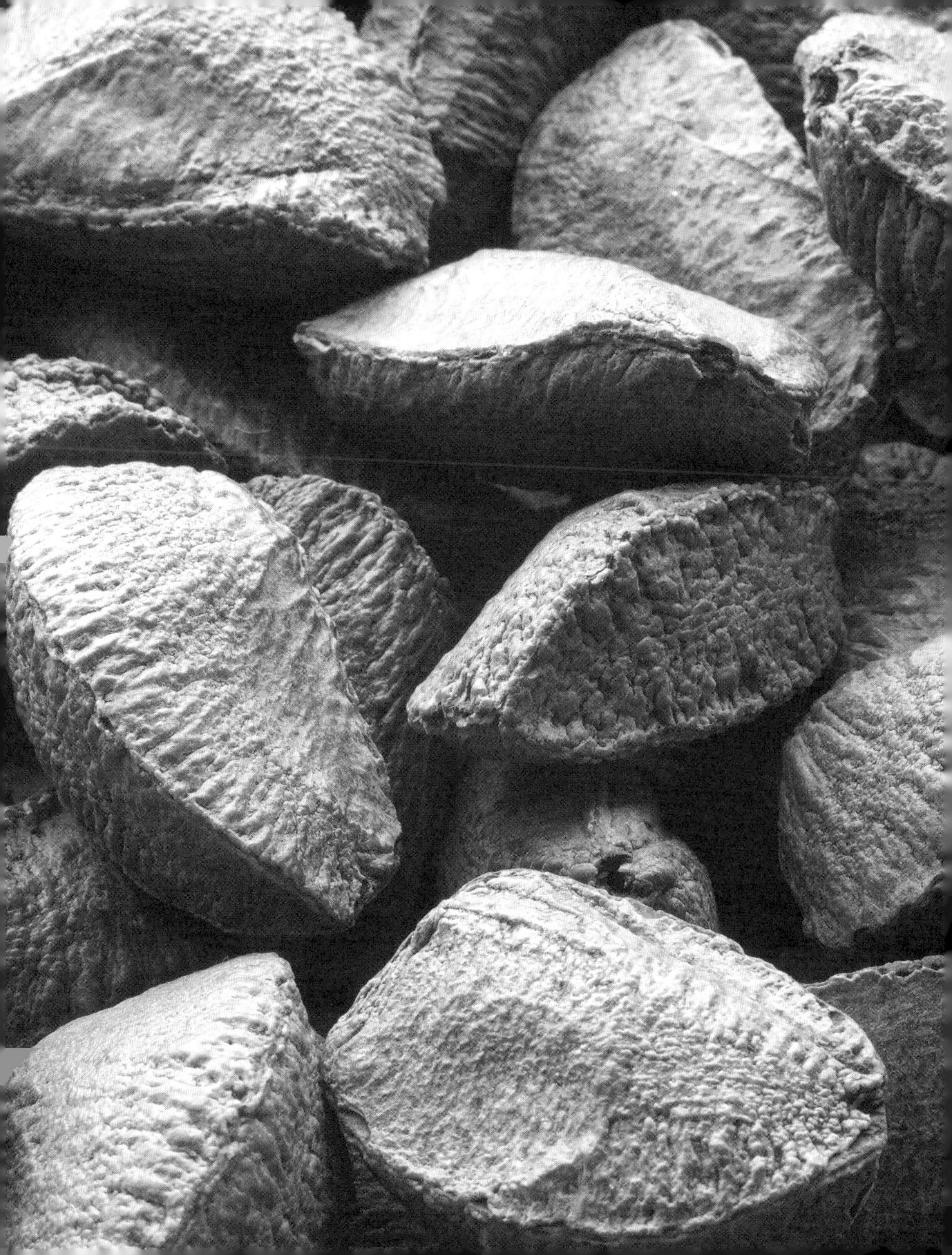

10 bis 16 Nüsse, die wiederum von einer harten, holzigen Schale umgeben sind. Wegen der großen Höhe des Baumes können die Früchte nicht gepflückt werden, sondern man wartet ab, bis die reifen Früchte während der Regenzeit zu Boden fallen.

Tabelle 7:

Nährwerte pro 100 g Paranüsse (nach Souci SW et al.: Food Composition and Nutrition Tables. Medpharm Scientific Publishers, Stuttgart 2000;
* Angabe in Tocopherol bzw. Folsäureäquivalente)

Bestandteil	**Menge**	**Bestandteil**	**Menge**
Kalorien	660 kcal	- Vitamin E	7,6 mg
Fette gesamt	66 g	Mineralstoffe	
- gesättigte Fettsäuren	15 g	- Calcium	160 mg
- einfach ungesättigte Fettsäuren	25 g	- Magnesium	376 mg
- mehrfach ungesättigte Fettsäuren	21 g	- Kalium	659 mg
- Linolsäure	20,54 g	- Phosphor	725 mg
- Linolensäure	0,04 g	- Natrium	3 mg
Protein (Eiweiß)	14 g	Spurenelemente	
Kohlenhydrate	12 g	- Eisen	2,43 mg
Vitamine		- Selen	1,917 µg
- Thiamin (B1)	0,62 mg	- Zink	4,06 mg
- Riboflavin (B2)	0,03 mg	- Kupfer	1,74 mg
- Vitamin B	60,10 mg	- Mangan	1,22 mg
- Niacin	0,3 mg	- Jod	0,05 µg
- Folsäure	22 µg	- Fluor	Spuren
- Pantothensäure	0,18 mg	Ballaststoffe	7 g
- Vitamin C	0,7 mg		

Inhaltsstoffe

Die Paranuss enthält vor allem Fette und Eiweiße, dies macht sie äußerst nahrhaft. So liefern 100 g Paranüsse rund 660 kcal. Außerdem gilt die Paranuss als größte natürliche Selenquelle. Eine Handvoll Paranüsse enthält mindestens 576 Prozent der empfohlenen täglichen Selenmenge. Diesen hohen Selengehalt verdankt die Nuss dem im Amazonasgebiet selenreichen Boden. Selen ist genau wie Vitamin E in Nüssen ein wichtiges Antioxidans. Schließlich findet sich in der Paranuss auch viel Phosphor.

Positive Wirkung auf die Gesundheit

Zwar weist die Paranuss einen hohen Gesamtfettgehalt auf, jedoch besteht dieses Fett größtenteils aus den gesunden einfach und mehrfach ungesättigten Fettsäuren. Außerdem liefern Paranüsse viel pflanzliches Eiweiß. Der darin in reichlichen Mengen enthaltene Eiweißbaustein L-Arginin, eine Aminosäure, sorgt für ein gesundes Gefäßendothel. Phosphor und Calcium werden für starke Zähne und Knochen benötigt. Calcium spielt daneben auch bei enzymatischen Reaktionen und der Blutgerinnung eine entscheidende Rolle. Magnesium ist an der Aktivierung vieler Enzyme beteiligt und ist wichtig für die Muskelkontraktion. So kann ein Magnesiummangel Muskelkrämpfe verursachen. Kalium reguliert die Reizleitung von Nerven- und Muskelzellen sowie die Herztätigkeit. Eisen ist ein wichtiger Bestandteil des roten Blutfarbstoffs (Hämoglobin) und dient dem Sauerstofftransport im Blut. Selen ist ein effektives Antioxidans und schützt in dieser Eigenschaft die roten Blutkörperchen und die Zellmembranen. Zink als Kofaktor zahlreicher Enzyme beeinflusst Stoffwechselvorgänge und stimuliert das Immunsystem. Kupfer wiederum fördert die Blutbildung und wirkt ebenfalls als Antioxidans.

Klinische Studien ergaben, dass Paranüsse aufgrund ihres hohen Gehalts an Selen und anderer Antioxidantien sowie ihres günstigen Fettmusters das Zellwachstum und so die Bildung bösartiger Tumoren wie Brust-, Lungen- und Prostatakrebs hemmen können.

Pekannuss

Die Pekannuss ähnelt im Aussehen stark der Walnuss. Sie schmeckt jedoch milder und süßer. Wie die meisten Nüsse bietet der Handel auch die Pekannüsse in der Schale oder bereits ohne Schale in Stücken an. Es gibt sie geröstet, gezuckert und gesalzen, als Knabberei und in Müsli. Sie werden als Zutat für Süß- und Backwaren verwendet, und auch Eiscreme und Schokolade mit Pekannüssen ist äußerst schmackhaft. In der Pralinenherstellung werden sie als Zutat sehr geschätzt und runden viele Süßspeisen ab. Die schmackhafte Nuss harmoniert mit fast allen Käsesorten und passt sehr gut zu pikanten Geflügelgerichten. Auch jedem frischen grünen Salat verleihen Pekannüsse eine besondere Note. Noch etwas Interessantes zur Pekannuss: Sie ist nicht nur das Staatssymbol Texas', sondern gehörte auch bei den Weltraumexpeditionen der NASA zum Speiseplan der Astronauten.

12 Die schmackhafte Pekannuss ist eine der energiereichsten Nüsse.

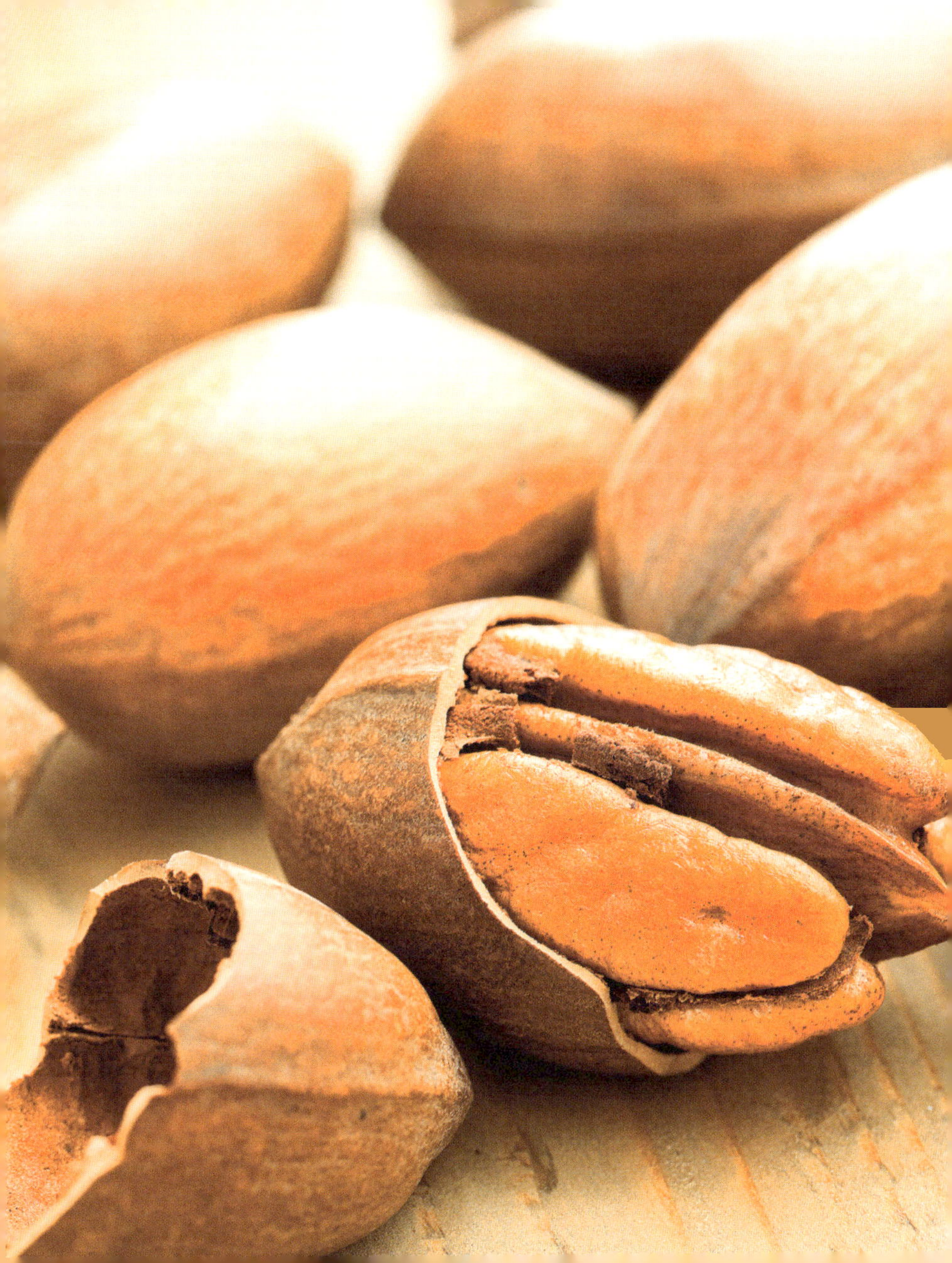

Ein bisschen Geschichte

Schon die Indianer Nordamerikas kannten die Pekannüsse und schätzten sie als wertvolle Reserve für den Winter. Sie nannten die Nüsse »Pakan«, übersetzt »krachende Nuss«. Das harte Holz des Pekannussbaumes (Hickorybaum) verwendeten die Indianer zur Herstellung ihrer Tomahawks. Nach Ankunft der weißen Siedler dienten die Nüsse als Tauschware. Um 1761 gelangten die Pekannüsse nach England. Kultiviert wird der Pekannussbaum erst seit Mitte des 18. Jahrhunderts. Bis zu dieser Zeit wuchsen die Bäume wild. Heute gibt es ungefähr 20 Arten des Pekannussbaumes, die in Nordamerika, von Illinois über das Mississippi-Tal bis Mexiko, angebaut werden. Aber auch in Israel, Australien und Südafrika gibt es Pekannussbaum-Plantagen.

Die Pflanze

Der Pekannuss- oder Hickorybaum gehört zur Familie der Walnussgewächse. Er kann eine Höhe von bis zu 60 Metern und ein Alter von 200 bis 300 Jahren erreichen. Die Pekannüsse – sie gehören botanisch zu den Steinfrüchten – wachsen in Büscheln von zwei bis 20 Stück. Bei der Reifung trocknet die grüne Hülle ein und springt in vier Teile auf. Die dünnschaligen Nüsse fallen dann mit der Hülle auf den Boden. Aufgrund der verschiedenen Züchtungen gibt es heute Sorten, die bereits im ersten Jahr Früchte tragen.

Inhaltsstoffe

Neben der Paranuss gehört die Pekannuss zu den energiereichsten Nüssen. Mit 72 Prozent Fett liefern 100 g der Nüsse rund 705 kcal. Doch wie auch bei den anderen hier aufgeführten Nüssen überzeugt die Pekannuss wiederum

durch ein günstiges Fettsäuremuster. So weist sie einen hohen Anteil der gesunden einfach ungesättigten Fettsäuren auf. Außerdem finden sich in der Pekannuss die Mineralstoffe Calcium, Kalium, Magnesium, Eisen - meist in außergewöhnlich großen Mengen.
Die Pekannuss ist reich an Eiweiß und liefert alle lebensnotwendigen Aminosäuren. Außerdem enthält die Nuss viel Vitamin E und Provitamin A. Sie gilt als eine sehr gute Faserstoffquelle. Nur eine Handvoll dieser Nüsse (rund 25 g) deckt mindestens 20 Prozent bzw. 18 Prozent der empfohlenen täglichen Zink- bzw. Vitamin-B1-Menge.

Positive Wirkung auf die Gesundheit

Das günstige Fettsäuremuster, das in der Pekannuss vorliegt, kann Herz-Kreislauf-Erkrankungen vorbeugen. So belegen verschiedene Studien wie bei anderen Nüssen auch, dass einfach ungesättigte Fettsäuren die Werte für Gesamt- und das schädliche LDL-Cholesterin sowie die Triglyzeride senken können. Die in den Pekannüssen in großen Mengen enthaltene Linolensäure verringert die Zusammenlagerung der Blutzellen und kann so vor einer Thrombose schützen. Trotz der hohen Kalorienmenge müssen Pekannüsse nicht zwangsläufig zu einer Gewichtszunahme führen - Voraussetzung ist, dass sie als Ersatz für andere fettliefernde Nahrungsmittel in den Tagesplan eingerechnet werden. Außerdem kann das Fett aus der Pekannuss nicht vollständig aufgenommen werden. Der Grund ist die regelmäßigere Verdauung, für die die Ballaststoffe sorgen.
Vitamin B1 (Thiamin) ist an der Energieversorgung des Körpers beteiligt. Es setzt Kohlenhydrate aus der Nahrung frei und spielt außerdem für ein funktionierendes Nervensystem eine entscheidende Rolle. Ein Vitamin-B1-Man-

gel äußert sich meist in Konzentrationsstörungen und Müdigkeit. Vitamin E verhindert, dass im Blut zirkulierende Lipide sich auf den Gefäßwänden ablagern, und wirkt somit einer Atherosklerose entgegen. Vitamin A schützt Augen und Schleimhäute. Das Spurenelement Zink ist wichtig für die Bildung von Eiweiß und für die Gewebeerneuerung. Der Mineralstoff Magnesium dient der Aktivierung zahlreicher Enzyme, er reguliert die zelluläre Erregbarkeit und ist deshalb in Stresssituationen hilfreich. Er wird außerdem für eine intakte Muskelfunktion benötigt. Kalium ist an der Reizübertragung im Nervensystem beteiligt und spielt bei der Aufrechterhaltung des Membranpotenzials der Körperzellen eine entscheidende Rolle. Calcium wird für die Mineralisierung von Knochen und Zähnen benötigt.

In den letzten Jahren beschäftigten sich mehrere Studien mit der Wirkung von Pekannüssen auf Blutfettwerte und ihrem antioxdativen Effekt. Die Ergebnisse auf einen Blick: Eine nussreiche Diät senkt die Werte für Gesamt- und LDL-Cholesterin deutlich. Im Gegensatz wurde eine Erhöhung des »guten« HDL-Cholesterins festgestellt. Dadurch wird das Risiko für Herz-Kreislauf-Erkrankungen erheblich reduziert. Die antioxidative Wirkung der Pekannüsse verbessert das Immunsystem. Die Pekannüsse können aufgrund dieser positiven gesundheitlichen Effekte für eine cholesterinsenkende Diät empfohlen werden. Sie reduzieren das Risiko für Herz-Kreislauf-Erkrankungen, zum Beispiel Herzinfarkt.

Tabelle 8:

Nährwerte pro 100 g Pekannüsse (nach Souci SW et al.: Food Composition and Nutrition Tables. Medpharm Scientific Publishers, Stuttgart 2000; * Angabe in Tocopherol bzw. Folsäureäquivalente)

Bestandteil	**Menge**	**Bestandteil**	**Menge**
Kalorien	692 kcal	- β-Kryptoxanthin	9 µg
Fette gesamt	72 g	- Lutein + Zeaxanthin	17 µg
- gesättigte Fettsäuren	6 g	Gesamtphytosterole	102 mg
- einfach ungesättigte Fettsäuren	41 g	- Stigmasterol	3 mg
- mehrfach ungesättigte Fettsäuren	22g	- Campesterol	5 mg
- Linolsäure	21 g	- β-Sitosterol	89 mg
- Linolensäure	1 g	Mineralstoffe	
Protein (Eiweiß)	9 g	Calcium	70 mg
Kohlenhydrate	14g	Magnesium	121 mg
Vitamine		Kalium	410 mg
- Thiamin (B1)	0,66 mg	Phosphor	277 mg
- Riboflavin (B2)	0,13 mg	Spurenelemente	
- Vitamin B6	0,21 mg	Eisen	2,53 mg
- Niacin	1,17 mg	Selen	3,8 µg
- Folsäure	22* µg	Zink	4,53 mg
- Pantothensäure	0,86 mg	Kupfer	1,20 mg
- Vitamin C	1,10 mg	Mangan	4,50 mg
- Vitamin E	3,1* mg	Fluor	Spuren
Carotinoide		Ballaststoffe	10 g
- β-Carotin	29 µg		

Pistazie

Pistazien, ihr volkstümlicher Name lautet »Grüne Mandel«, werden in der Schale, hauptsächlich aber geröstet und gesalzen als Knabberei angeboten. Es gibt sie auch ungeröstet, gehackt oder gemahlen. Außerdem werden Pistazien zur Herstellung von Eiscreme, Pralinen (Mozartkugeln) und für Süß- und Feinbackwaren, zum Beispiel in der orientalischen Küche, verwendet. Darüber hinaus werden sie häufig zum Garnieren eingesetzt. Pistazien schmecken süßlich, ein bisschen nach Mandeln, gleichzeitig aber auch würzig. Aus diesem Grund finden sie auch in der Wurstherstellung, beispielsweise für Mortadella, Verwendung.
Pistazienkernöl zeichnet sich durch einen feinen nussartigen Geschmack aus, gehört zu den seltensten und kostbarsten Speiseölen und wird ausschließlich aus hochwertigen Pistazien gepresst. Verwendet wird Pistazienkernöl vor allem für cremige Süßspeisen sowie Gemüse-, Nudel- und Fischgerichte. Bei einer Salatmarinade mit Pistazienkernöl sollte immer ein »sanfter« Essig dazugegeben werden.

Ein bisschen Geschichte
Bereits 6750 vor Christus gehörten Pistazien zu den alltäglichen Nahrungsmitteln. Dafür sprechen archäologische Funde aus einem Graben in Jarmo im nordöstlichen Irak. Weitere Nachweise für die Verwendung von Pistazien tauchen dann erst wieder für die Zeit um 2000 vor Christus auf.

13 Pistazien – seit Tausenden von Jahren eine Delikatesse.

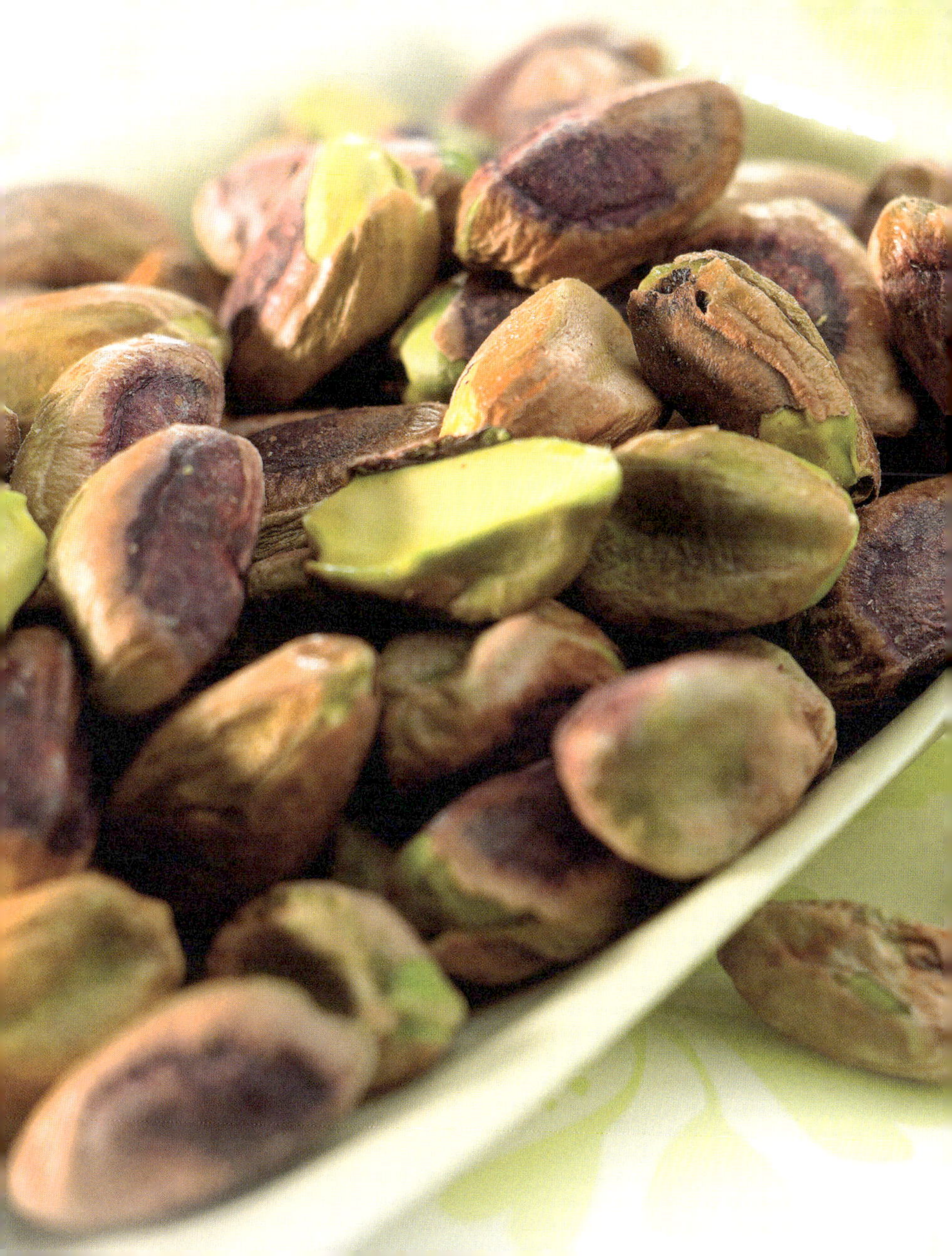

Die Pistazie, auch grüne Mandel genannt, galt schon immer als kostbare Delikatesse, der man auch eine aphrodisierende Wirkung nachsagte. Nach einer Legende verbot die Königin von Saba im 10. Jahrhundert vor Christus ihrem Volk den privaten Anbau und den Verzehr von Pistazien. Für die Königin war die Frucht so wertvoll, dass sie nur Königshäusern vorbehalten sein sollte.

Im ersten Jahrhundert nach Christus führte Kaiser Vitellius die Pistazie in Rom ein. Von dort breitete sie sich überall im Mittelmeerraum aus. Die alten Perser verwendeten die Pistazie als eine wichtige Zutat für Süßigkeiten sowie in anderen Nahrungsmitteln. Mit den Arabern gelangte die Pistazie im Mittelalter ins heutige Andalusien und nach Sizilien.

1854 entdeckte der Kalifornier Charles Mason, ein Samen-Verteiler für das experimentelle Pflanzen, die Pistazie. Schon einige Jahre später wurden die ersten Pistazienbäume in Sonoma, Kalifornien, gepflanzt. Heute gilt Kalifornien hinter dem Iran als zweitgrößter Anbauer von Pistazien. Im Iran ist es bis heute ein Zeichen der Gastfreundschaft, dem Gast eine Schale mit Pistazienkernen zu reichen.

Wild wachsende Pistazienbäume finden sich heute vom Norden Afghanistans bis zum Nordosten Irans sowie vom Irak bis Syrien. Kultiviert wird die Pistazie heute im Iran, in Kalifornien, China sowie in der Türkei und anderen Mittelmeerstaaten.

Die Pflanze

Der immergrüne, harzreiche Pistazienbaum gehört zu den Sumachgewächsen. Er kann bis zu einer Höhe von drei bis zehn Metern wachsen und bis zu 300 Jahre alt werden. Die sich aus den zahlreichen Blüten entwickelnden Früchte wachsen in kleinen Büscheln und sind von einer grünen Hülle umgeben, die den Pistazienkern, übrigens keine echte Nuss, sondern eine Steinfrucht, enthält. Die Hülle färbt sich bei der Reifung rot, die harte Schale des Pistazienkerns springt in der geschlossenen Hülle auf.

Inhaltsstoffe

Pistazien liefern reichlich pflanzliches Eiweiß und werden deshalb vor allem von Vegetariern als Eiweißquelle sehr geschätzt. Sie weisen unter allen Nüssen den höchsten Gehalt an Phytosterolen auf (214 mg/100 g). Wie alle anderen hier vorgestellten Nüsse verfügen auch die Pistazien über ein günstiges Verhältnis von einfach und mehrfach ungesättigten Fettsäuren. Sie enthalten eine große Menge an B-Vitaminen, liefern für die Gesundheit wichtige Mineralstoffe wie Kalium, Phosphor und Magnesium, sind eine gute Quelle für Spurenelemente, beispielsweise Kupfer und Mangan, und Ballaststoffe.

Positive Wirkung auf die Gesundheit

Pistazien liefern 570 kcal pro 100 g, was auf den Gesamtfettgehalt von 46 g zurückzuführen ist. Dieser setzt sich hauptsächlich aus einfach ungesättigten Fettsäuren (52 Prozent) und mehrfach ungesättigten Fettsäuren (30 Prozent) zusammen. Gesättigte Fettsäuren machen einen nur geringen Anteil aus, und Cholesterin fehlt ganz. Dieses günstige Fettsäureverhältnis kann vor Herz-Kreislauf-Erkrankungen schützen. So haben Studien belegt, dass der Verzehr von täglich 50 g Pistazien erhöhte Gesamtcholesterin- und LDL- sowie Triglyzeridwerte erheblich verringern kann. Eine Gewichtszunahme wurde nicht beobachtet. Auch der hohe Phytosterolgehalt könnte zu der lipidsenkenden Wirkung der Pistazien beitragen. Untersuchungen haben auch aufgezeigt, dass Phytosterole als effektive Antioxidantien vor Dickdarmkrebs schützen sollen.

Pistazien sind reich an Vitaminen der B-Gruppe. Diese werden für die Energiegewinnung im Kohlenhydratstoffwechsel und die Reizübertragung im Nervensystem benötigt. Außerdem weisen Pistazien den höchsten Kaliumgehalt aller Nüsse auf, ein Mineralstoff, der bei der Reizweiterleitung und für die intakte Herzfunktion eine Rolle spielt. Das in Pistazien enthaltene Magnesium hilft bei der Aktivierung von Enzymen und ist an der Muskelkontraktion beteiligt. Das Spurenelement Kupfer, ein Antioxidans, das in Pistazien ebenfalls in großen Mengen zu finden ist, wird für die Blutbildung benötigt.

Pistazien gelten auch als gute Phosphorquelle. Der Mineralstoff stärkt zusammen mit Calcium Knochen und Zähne. Auch bezüglich des Energiestoffwechsels und verschiedener Enzymfunktionen ist Phosphor unverzichtbar.

Die Ballaststoffe sorgen für eine gute Verdauung und binden Gallensäuren sowie Cholesterin, die dann schneller über den Darm ausgeschieden werden können. Auch dieser Mechanismus trägt zur lipidsenkenden Wirkung der Pistazien bei.

Wie alle mit Pistazien durchgeführten klinischen und Ernährungsstudien übereinstimmend feststellen, kann eine Diät, die Pistazien beinhaltet, die Risikofaktoren für Herz-Kreislauf-Erkrankungen verringern und damit die Herzgesundheit verbessern.

Tabelle 9:
Nährwerte pro 100 g Pistazien (nach Souci SW et al.: Food Composition and Nutrition Tables. Medpharm Scientific Publishers, Stuttgart 2000;
* Angabe in Tocopherol bzw. Folsäureäquivalente)

Bestandteil	**Menge**	**Bestandteil**	**Menge**
Kalorien	570 kcal	- β-Carotin	157 µg
Fette gesamt	46 g	- Lutein + Zeaxanthin	1,205 µg
- gesättigte Fettsäuren	6 g	Gesamtphytosterol	214 mg
- einfach ungesättigte Fettsäuren	24 g	- Stigmasterol	4 mg
- mehrfach ungesättigte Fettsäuren	14 g	- Campesterol	101 mg
- Linolsäure	13,64 g	- β-Sitosterol	199 mg
- Linolensäure	0,26 g	Mineralstoffe	
Protein (Eiweiß)	21 g	- Calcium	110 mg
Kohlenhydrate	28 g	- Magnesium	120 mg
Vitamine		- Kalium	1042 mg
- Thiamin (B1)	0,84 mg	- Phosphor	85 mg
- Riboflavin (B2)	0,16 mg	- Natrium	10 mg
- Vitamin B6	1,27 mg	Spurenelemente	
- Niacin	1,42 mg	- Eisen	4,2 mg
- Folsäure	20* µg	- Selen	9,3 µg
- Pantothensäure	0,51 mg	- Zink	2,3 mg
- Vitamin C	2,3 mg	- Kupfer	1,32 mg
- Vitamin E	6 mg	- Mangan	1,27 mg
Carotinoide		Ballaststoffe	10 g

Am Ende des Jahres 2009 gab die Amerikanische Gesellschaft für Krebsforschung (American Association for Cancer Research, AACR) bekannt, dass nach den Ergebnissen einer von ihr initiierten Studie eine Ernährung mit täglich ein bis zwei Handvoll Pistazien dazu beitragen kann, das Risiko für Lungenkrebs zu reduzieren.

Walnuss

Lange zählte man die Walnuss nicht zu den Nüssen, sondern zu den Steinfrüchten. Doch heute steht fest, dass die Walnuss – Juglans Regia, die königliche Frucht des Jupiters – eine echte Nuss ist, da ihre grüne Hülle nicht zum Fruchtgehäuse gehört, sondern aus den Blattorganen gebildet wird. Walnüsse sind äußerst vielseitig. Sie schmecken nicht nur pur als Snack für zwischendurch, sondern eignen sich ebenso als Zutat in Gebäck, Keksen, Eiscremes, Müslis, zu Käse, Salaten sowie zu Gemüse-, Wild-, Geflügel- und Fischgerichten. Auch das kalt gepresste Walnussöl wird sehr geschätzt.
Im Handel sind Walnüsse das ganze Jahr über erhältlich, sie werden jedoch hauptsächlich in der Weihnachtszeit angeboten. Es gibt sie als ganze Nuss in der Schale, entkernt, in Hälften oder geraspelt.

Kostbares Walnussöl
Das Walnussöl war ursprünglich nicht für den Verzehr gedacht, sondern diente vor allem der Herstellung von Farben und Kosmetika. So

verwendete beispielsweise Michelangelo für seine Bilder in der Sixtinischen Kapelle Farben, die mit Walnussöl gebunden waren. Dass Walnussöl auch eine kulinarische Delikatesse darstellt, dürften wohl die Franzosen entdeckt haben. In der Küche sollte das Öl nicht zu stark erhitzt werden. Es eignet sich vor allem für Salate, Soßen und Vorspeisen. Bewahren Sie Walnussöl immer im Kühlschrank auf und verbrauchen Sie das Öl rasch, denn es wird relativ schnell ranzig. Walnussöl wird kalt aus den Samen gepresst. Es besitzt einen angenehm nussigen Geschmack und enthält gesunde Öle sowie die Vitamine B1, B2 und B6. Diese Vitamine stärken die Gehirnfunktion und können Gereiztheit sowie Konzentrationsschwäche vorbeugen. Außerdem enthält das Öl Cholin und Lecithin, die für den Aufbau des Botenstoffes Acetylcholin zuständig sind. Schließlich finden sich im Walnussöl noch Vitamin E sowie Selen, Kupfer, Zink und Magnesium. Klinische Studien haben gezeigt, dass bereits ein Teelöffel Walnussöl den Cholesterinspiegel deutlich senken kann. Verantwortlich dafür sind in erster Linie die Omega-3-Fettsäuren.

Ein bisschen Geschichte

Die Walnuss stammt ursprünglich aus Persien. Hier kann die Geschichte bis ins Jahr 7000 vor Christus zurückverfolgt werden. Über die bestehenden Handelsrouten kam die Walnuss nach Zentralasien, China und auch ins antike Griechenland – hier war sie Zeus geweiht –, später ins Römische Reich, wo sie als Nuss Jupiters galt. In beiden Ländern war sie die Speise der Götter.

Der griechische Gelehrte Dioscurides (1. Jahrhundert nach Christus) beschrieb die Walnuss, und der griechische Heilkundige Galen (131 bis 202 nach Christus) nutzte die Blätter der Walnuss für Heilzwecke. Über Gallien gelangte die Walnuss nach Deutschland, wo der Baum als Walchbaum bezeichnet wurde. Etwa im 18. Jahrhundert bildete sich daraus der Name Walnussbaum. Mit spanischen Geistlichen kamen die ersten Walnussbäume um 1700 nach Kalifornien, das heute weltweit als eines der größten Anbaugebiete gilt. Begründer des kommerziellen Anbaus der Walnüsse in Kalifornien war 1868 der Gärtner Joseph Sexton. Aus den Kernen einiger Walnüsse zog er die Pflänzchen und legte damit in der Nähe von Santa Barbara den ersten Walnussgarten an. Die Nachricht von seinen erfolgreichen Zuchtversuchen verbreitete sich im ganzen Land, und nun pflanzten viele Farmer Walnussbäume an. Heute werden auf den Plantagen ungefähr 250 000 Tonnen schmackhafte Walnüsse geerntet.

Schon die alten Griechen schätzten Walnüsse als Fruchtbarkeitssymbol und Glücksbringer: Mit lautem Gepolter warfen sie am Vorabend der Hochzeit Walnüsse im Brautgemach auf den Steinfußboden. Der heute übliche Polterabend ist auf diesen Brauch zurückzuführen. Über mehrere Jahrhunderte befragten Heiratswillige vor der Eheschließung das Walnuss-Orakel über ihre Zukunft. Dazu legte das Paar zwei Walnüsse ins Herdfeuer. Blieben die Nüsse auch bei großer Hitze nebeneinander liegen, stand die Ehe unter einem guten Stern. War dies nicht der Fall, sprach dies für eine Ehe mit erheblichen Höhen und Tiefen.

14 Die Walnuss wird sehr vielseitig verwendet.

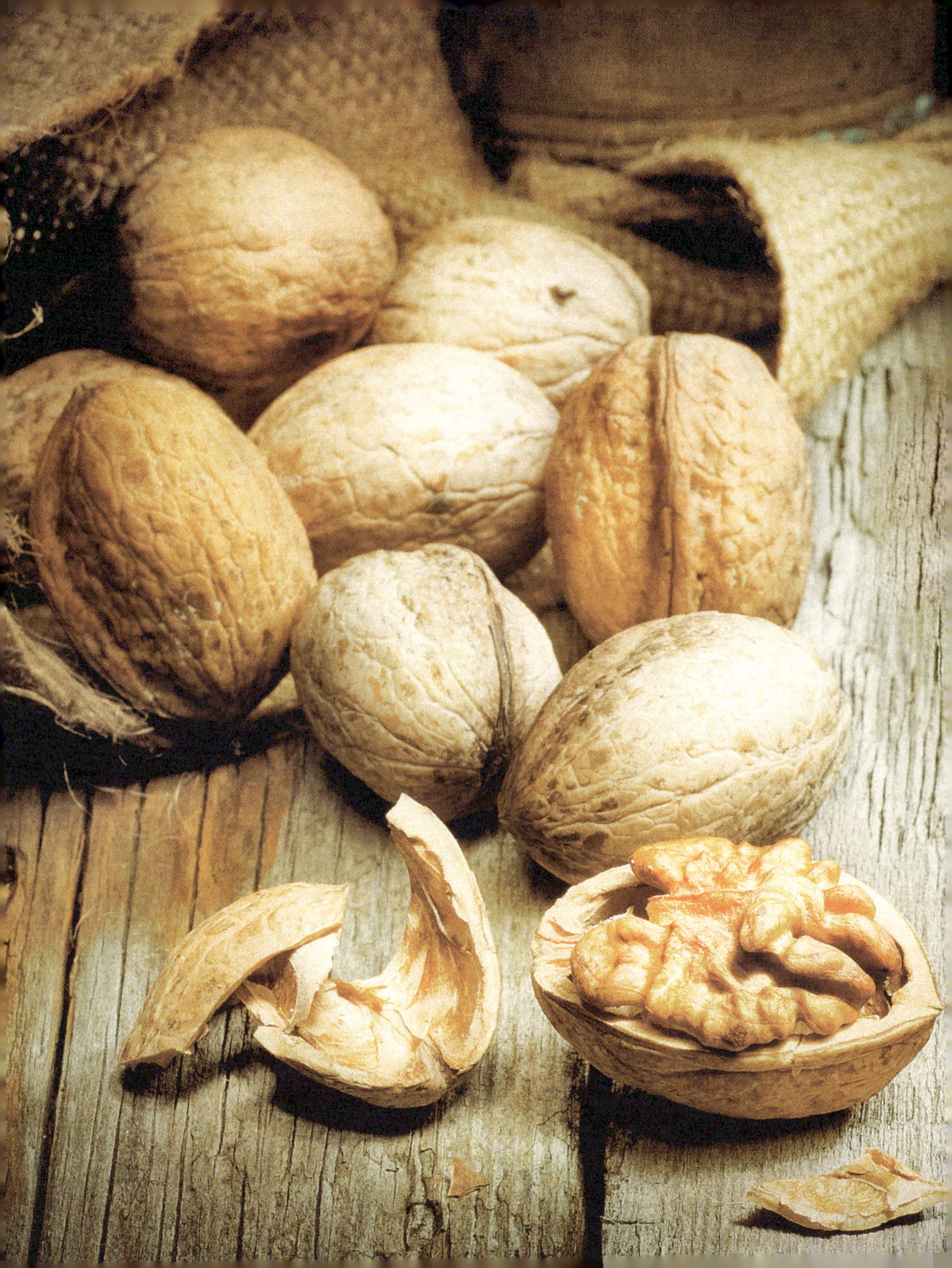

Die Pflanze

Der Walnussbaum kann bis zu 25 Meter hoch und über 100 Jahre alt werden. Walnüsse haben bei vollständiger Reifung eine grüne, faserige Außenschale, unter der sich die extrem harte, hellbraune, zweiteilige Innenschale befindet. Diese Innenschale beinhaltet den essbaren stark gefurchten Kern, der den beiden Gehirnhälften des Menschen ähnelt. Der Baum trägt erst nach sechs bis acht Jahren erstmals Früchte. Die ausladende Krone eines ausgewachsenen Walnussbaumes kann einen Durchmesser von über zwölf Metern erreichen.

Inhaltsstoffe

Walnüsse zählen zu den nährstoffreichsten Lebensmitteln. So liefern sie zwar 650 kcal pro 100 g, jedoch weisen die in der Nuss enthaltenen Fettsäuren eine optimale Zusammensetzung auf, denn der Gesamtfettgehalt von 65 g besteht zu 14 Prozent aus den gesunden einfach ungesättigten und zu 72 Prozent aus mehrfach ungesättigten Fettsäuren. Lediglich 9 Prozent sind gesättigte Fettsäuren.

Walnüsse gelten auch als eine hervorragende Eiweißquelle. Deswegen werden sie häufig als Fleisch der Vegetarier bezeichnet. Außerdem liefern sie Vitamin E, ein effektives Antioxidans, die Aminosäure L-Arginin und Vitamine der B-Gruppe sowie Folsäure. Außerdem finden sich in Walnüssen große Mengen der Mineralstoffe Magnesium, Kalium und Calcium sowie Fluor. Des Weiteren sind diese Nüsse reich an den Spurenelementen Selen, ebenfalls ein Antioxidans, Kupfer und Zink.

Tabelle 10:

Nährwerte pro 100 g Walnüsse (nach Souci SW et al.: Food Composition and Nutrition Tables. Medpharm Scientific Publishers, Stuttgart 2000;
* Angabe in Tocopherol bzw. Folsäureäquivalente)

Bestandteil	**Menge**	**Bestandteil**	**Menge**
Kalorien	650 kcal	- Lutein + Zeaxanthin	9 µg
Fette gesamt	65 g	Gesamtphytosterole	72 mg
- gesättigte Fettsäuren	6 g	- Stigmasterol	1 mg
- einfach ungesättigte Fettsäuren	9 g	- Campesterol	7 mg
- mehrfach ungesättigte Fettsäuren	47 g	- β-Sitosterol	64 mg
- Linolsäure	38 g	Mineralstoffe	
- Linolensäure	9 g	- Calcium	98 mg
Protein (Eiweiß)	15 g	- Magnesium	158 mg
Kohlenhydrate	14 g	- Kalium	441 mg
Vitamine		- Phosphor	346 mg
- Thiamin (B1)	0,34 mg	- Natrium	2 mg
- Riboflavin (B2)	0,15 mg	Spurenelemente	
- Vitamin B6	0,54 mg	- Eisen	2,91 mg
- Niacin	1,12 mg	- Selen	4,9 µg
- Folsäure	54* µg	- Zink	3,09 mg
- Pantothensäure	0,57 mg	- Kupfer	1,59 mg
- Vitamin C	1,3 mg	- Mangan	3,41 mg
- Vitamin E	6,0* mg	- Jod	3 µg
Carotinoide		- Fluor	0,68 mg
- β-Carotin	12 µg	Ballaststoffe	7 g

Walnüsse stehen auf der Liste der Antioxidantien liefernden Nüsse auf Platz 1. Wie eine Studie zeigt, enthält eine Handvoll Walnüsse eine fast doppelt so hohe Menge an Antioxidantien wie die gleiche Menge anderer Nüsse.

Positive Wirkung auf die Gesundheit
Das günstige Fettsäurenverhältnis in den Walnüssen hilft bei der Vorbeugung von Herz-Kreislauf-Erkrankungen – übrigens ohne das Körpergewicht zu erhöhen. So schützen die einfach und mehrfach ungesättigten Fettsäuren vor koronarer Herzerkrankung, da sie das Zusammenballen des Blutes verhindern und so einer Thrombose vorbeugen können. Auch wird durch den regelmäßigen Genuss von Walnüssen der Gesamt- und LDL-Cholesterinspiegel deutlich gesenkt, wodurch einer Atherosklerose vorgebeugt wird. Besonders die Linolensäure spielt bei der Entwicklung des Gehirns und der Nervenzellen eine wichtige Rolle. Das Antioxidans Vitamin E steigert die Leistung des Immunsystems und trägt zum Zellschutz bei. Die Aminosäure L-Arginin sorgt für eine intakte Gefäßinnenwand (Gefäßendothel). Folsäure wird für das Wachstum und die Zellteilung in den ersten Schwangerschaftswochen benötigt. Die B-Vitamine spielen im Kohlenhydratstoffwechsel und für die Reizweiterleitung im Nervensystem eine wichtige Rolle. Sie stärken Nerven und Psyche und geben Haut und Haaren mehr Spannkraft.
Die Mineralstoffe Magnesium, Kalium und Calcium werden für eine intakte Nerven- und Muskelfunktion gebraucht. Fluor ist für gesunde Zähne unerlässlich. Selen ist als Antioxidans am Stoffwechsel beteiligt. Das Spurenele-

ment Kupfer wird für die Blutbildung benötigt, Zink regt das Immunsystem an und ist Kofaktor einiger Enzyme.
Die gesundheitlichen Wirkungen der Walnüsse wurden in den letzten Jahren in verschiedenen wissenschaftlichen Untersuchungen nachgewiesen. Deshalb hat die US-Gesundheitsbehörde FDA (Food and Drug Administration) im März 2004 folgende Werbeaussage für Walnüsse genehmigt: »Unterstützende, jedoch noch nicht abgeschlossene Forschungsergebnisse zeigen, dass der Verzehr von 1,5 oz (ca. 42,5 g) Walnüssen pro Tag im Rahmen einer Ernährung, die wenig gesättigte Fettsäuren und Cholesterin enthält, das Risiko von Herzerkrankungen senken kann. Fettgehalt siehe Nährwertangaben.«
Klinische Studien belegen außerdem, dass der Genuss von Walnüssen Entzündungen lindert, Typ-2-Diabetes vorbeugen kann und erhöhten Blutdruck senkt. Für Letzteres wird das in den Nüssen enthaltene L-Arginin verantwortlich gemacht. Auch ein bereits manifester Typ-2-Diabetes bessert sich unter einer Ernährung mit Walnüssen. So sank in einer Studie der Nüchtern-Glukosewert deutlich, und auch der Langzeitwert HbA1c ging erheblich zurück. Verantwortlich hierfür sind wohl der hohe Nährstoffgehalt der Walnüsse und das Zusammenspiel mit den Phytosterolen.

Auch unsere »Denkzentrale«, unser Gehirn, benötigt Energie, um leistungsfähig zu sein. So verbrauchen die grauen Zellen für die »tägliche Arbeit« rund 20 Prozent der mit der Nahrung zugeführten Energie. Ebenso braucht es wichtige Nährstoffe. Und all dies enthalten die Walnüsse – in einer optimalen Zusammensetzung. Vitamine, Mine-

ralstoffe und Fettsäuren stärken die Gehirnfunktionen, verhindern Gereiztheit und helfen bei der Stressbewältigung.
Aktuelle Tierstudien zeigen, dass eine Ernährung mit einem Walnussanteil von 6 Prozent den Rückgang der geistigen und körperlichen Leistungsfähigkeit im Alter verlangsamen kann. Gleichgewicht, Koordination und Gedächtnisleistung verbesserten sich.

Diskutiert wird auch die Beobachtung, dass der tägliche Verzehr von Walnüssen womöglich das Wachstum von Krebszellen verlangsamen kann. Erste Hinweise hierzu liefert ein Tiermodell: Hier entwickelte sich bei den mit Walnüssen gefütterten Mäusen Brustkrebs erheblich langsamer als bei den Mäusen, deren Futter den in Industrienationen üblichen Ernährungsgewohnheiten entsprach. Verantwortlich dafür gemacht werden vor allem die ungesättigten Fettsäuren – sie hemmen nachweislich das Krebswachstum – sowie die Antioxidantien und Phytosterole. Ein weiteres Tiermodell zeigte, dass auch Prostatakrebs deutlich langsamer fortschritt, wenn die Mäuse mit Walnüssen gefüttert wurden.

Aktuelle Untersuchungen deuten darauf hin, dass Walnüsse auch Melatonin enthalten. Melatonin beeinflusst den Schlaf-Wach-Rhythmus, die Nahrungsaufnahme, die Sekretion von Hormonen der Hirnanhangdrüse und beeinflusst auch die Stimmungslage. Außerdem

verringert Melatonin oxidative Schäden an der Erbsubstanz und hemmt dadurch die Krebsentstehung. Ebenso kann Melatonin verschiedene Alterserkrankungen wie grauer Star, Alzheimer-Demenz und Parkinson-Krankheit verzögern bzw. lindern.
Walnüsse weisen einen hohen Melatoningehalt auf (rund 3,5 ng/g). Das Zusammenspiel mit den anderen gesunden Inhaltsstoffen kann zum Schutz vor Herzkrankheiten, Krebs und Altersdemenz beitragen.

Schönheitspflege für Haut und Haar

Nussöl, vor allem Kokos- und Mandelöl, sind beliebte Bestandteile von Kosmetika wie Cremes, Peelings etc. Hier einige Rezepte für Nuss-Kosmetika zum Selbermachen.

Kokosnussfett wird auch von der Industrie zur Herstellung verschiedener kosmetischer Produkte eingesetzt. Seine Eigenschaften: Es spendet Feuchtigkeit, wirkt kühlend.
Macadamianussöl wird erst seit kurzer Zeit für kosmetische Produkte verwendet. Seine Eigenschaften: Es glättet die Haut, bewirkt eine Zellregeneration.
Mandelöl ist gut für die Haut. Es glättet die Haut, spendet Feuchtigkeit, wirkt rückfettend.

Gesichtsmasken

Gesichtsmaske für trockene Haut

½ reife Avocado
1 TL Mandelöl
1 TL Honig

Die Avocado zerdrücken.

Dann das Mandelöl und den Honig untermischen.
Die fertige Maske mit einem Pinsel auf die gereinigte Haut auftragen, dabei Augen- und Mundpartie auslassen.
Die Maske 20 Minuten einwirken lassen.
Danach mit lauwarmem Wasser abwaschen.

Gesichtsmaske gegen große Poren

2 EL geschälte Mandeln
3 EL Honig

Die Mandeln fein mahlen.
Mit dem Honig verrühren, bis ein zäher Brei entsteht.
Die Maske mit einem Pinsel auf die gereinigte Haut auftragen, dabei Augen- und Mundpartie auslassen.
Die Maske 20 Minuten einwirken lassen.
Danach mit lauwarmem Wasser abwaschen.

Pflegende Gesichtsmaske

2 TL Mandelöl
3 TL Sahne

Mandelöl mit der Sahne vermischen.
Die Maske mit einem Pinsel auf die gereinigte Haut auftragen, dabei Augen- und Mundpartie auslassen.
Die Maske 10 Minuten einwirken lassen.
Danach mit lauwarmem Wasser abwaschen.

Gesichtsmaske für fettige Haut

3 EL geschälte Haselnüsse
1 Becher Magerjoghurt

Die Haselnüsse fein mahlen.
Mit dem Joghurt verrühren.
Die Masse mit einem Pinsel auf die gereinigte Haut auftragen, dabei Augen- und Mundpartie auslassen.
Die Maske 20 Minuten einwirken lassen.
Danach mit lauwarmem Wasser abwaschen.

Mandelmaske für jeden Hauttyp

50 g süße Mandeln
4 Erdbeeren
½ Salatgurke
1 TL Honig
1 TL Joghurt

Die Mandeln fein mahlen.
Dann die gemahlenen Mandeln mit den restlichen Zutaten mit dem Pürierstab zu einer glatten Creme verrühren.
Die Maske auf die feuchte Gesichtshaut auftragen, dabei Mund- und Augenpartie auslassen.
Die Maske 20 Minuten einwirken lassen.
Danach die Maske mit lauwarmem Wasser abwaschen.

Mandelmaske für müde Haut

1 Eigelb
1 TL Mandelöl

Eigelb und Mandelöl gut vermischen.
Dann die Maske auf die gereinigte Gesichtshaut auftragen, dabei die Mund- und Augenpartie auslassen.
Die Maske 20 Minuten einwirken lassen.
Mit warmem Wasser gründlich abwaschen.

Feuchtigkeitsmaske für trockene Haut

1 EL saure Sahne
50 g Mandeln
1 EL Honig
2 EL Heilerde
1 TL Jojobaöl

Die Sahne in eine Schüssel geben.
Die Mandeln mit einem Pürierstab zerkleinern und zu der Sahne geben.
Dann mit dem Honig und der Heilerde vermischen.
Schließlich noch das Jojobaöl zugeben und alles gut verrühren.
Die Maske mit einem Pinsel auf das gereinigte Gesicht auftragen.
20 Minuten einwirken lassen.
Danach mit lauwarmem Wasser abwaschen.

Gegen Ringe unter den Augen

10 g getrocknete Haselnussblätter

Die Blätter mit 1 l kochendem Wasser aufgießen, dann 10 bis 15 Minuten ziehen lassen. Dann die Blätter abseihen.
2 Kompressen mit dem Aufguss tränken und 20 Minuten auf die Augen legen.

Peelings

Nuss-Joghurt-Körperpeeling für empfindliche Haut

5 EL geschälte Mandeln oder Haselnüsse
5 EL Joghurt
1 TL Honig

Die Nüsse fein mahlen.
Mit dem Joghurt und dem Honig vermischen.
Das Peeling auf die feuchte Körperhaut auftragen und sanft einmassieren.
Danach das Peeling gründlich mit lauwarmem Wasser abwaschen.

Gesichtspeeling

2 EL Naturjoghurt
2 EL Mandeln, gerieben
1 TL Ringelblumenextrakt
1 TL Honig

Alle Zutaten zu einer Paste vermischen.
Die Paste auf die Gesichtshaut auftragen, dabei Mund- und Augenpartie auslassen.
Das Peeling 10 Minuten einwirken lassen,
Danach etwas in die Haut einreiben und anschließend mit lauwarmem Wasser abwaschen.

Körperpeeling für seidige Haut

1 EL Kokosnussfett
150 g Honig
2 EL Mohnsamen
2 EL Kokosflocken
1 EL Erdbeerpulver
1 EL Mangopulver

Das Kokosnussfett in einem Topf langsam schmelzen.
Die restlichen Zutaten darunterrühren und alles gut vermischen.
Das Peeling unter der Dusche auf die noch leicht feuchte Haut auftragen.
10 Minuten einwirken lassen.
Danach das Peeling mit lauwarmem Wasser abwaschen.

Kokosnussöl-Olivenöl-Peeling für zarte Haut

2 EL Kokosnussöl
2 EL Olivenöl
2 EL Salz aus dem Toten Meer (aus der Apotheke)

Die Zutaten gut vermischen.
Das Peeling auf die gereinigte Haut auftragen, dabei Mund- und Augenpartie auslassen.
10 Minuten einwirken lassen.
Danach das Peeling gründlich mit lauwarmem Wasser abwaschen.

Haarpackungen

Bananen-Öl-Packung für trockenes Haar

1 Banane
1 EL Mandelöl

Die Banane zerdrücken. Mit dem Öl vermischen.
Die Packung auf das Haar und die Kopfhaut geben.
15 Minuten einwirken lassen.
Danach das Haar gründlich waschen.

Frucht-Packung für glänzendes Haar

2 frische Mangos
½ Zitrone
2 Eigelb
4 TL Kokosnussöl

Die Mangos schälen, entkernen und in kleine Stücke schneiden.
Die Zitrone auspressen.
Den Zitronensaft mit dem Eigelb, dem Kokosnussöl und der Mango zusammen mit dem Pürierstab mixen.
Die Packung auf das gewaschene, noch leicht feuchte Haar auftragen.
30 Minuten einwirken lassen.
Danach die Packung mit lauwarmem Wasser gut ausspülen.

Dampfbad

Gegen vergrößerte Poren

50 g getrocknete Haselnussblätter

Die getrockneten Haselnussblätter in ein Sieb geben und das Sieb über einen Topf mit kochendem Wasser legen.
Das Gesicht 10 Minuten lang in den Dampf halten.

Rezepte

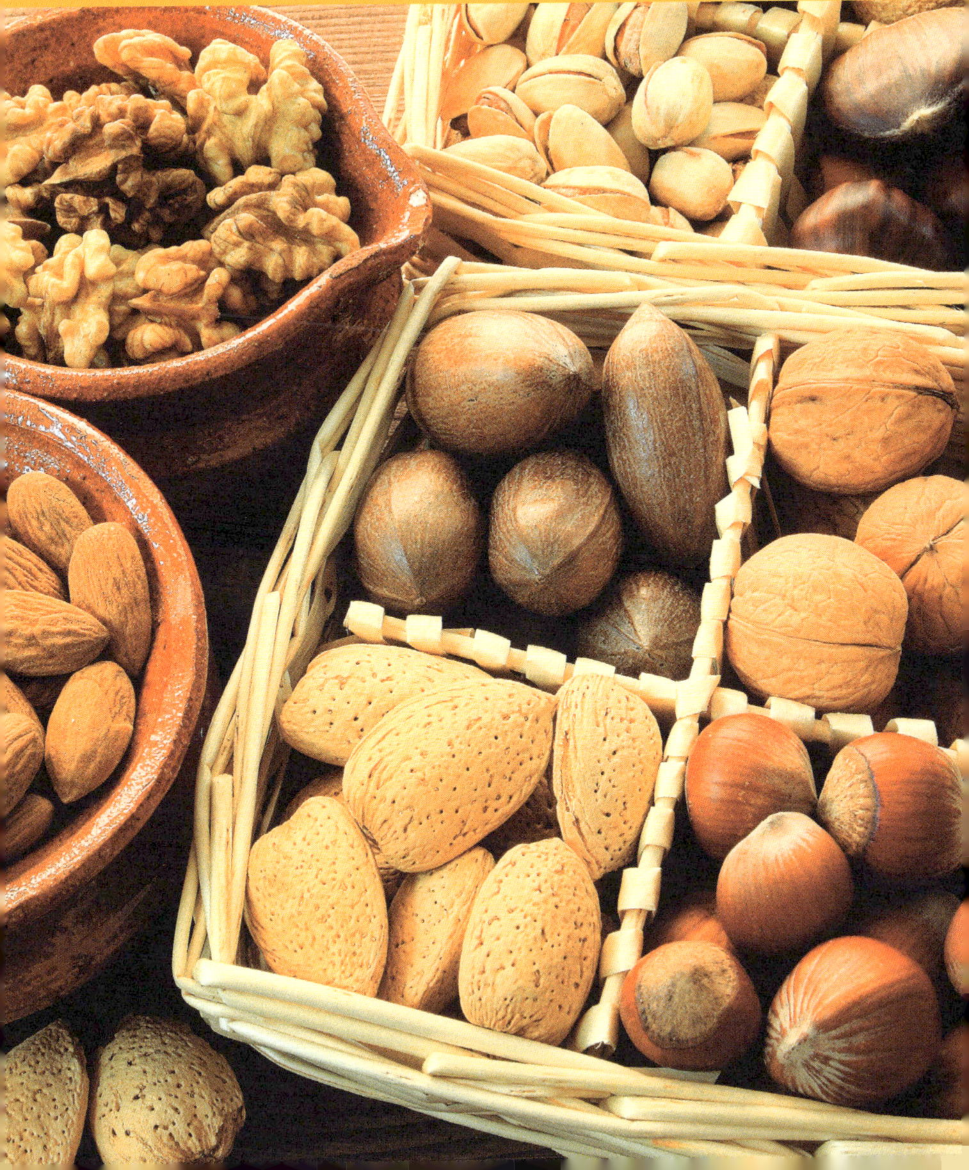

Rezepte mit Nüssen

Einführung

Nüsse werden nicht nur als Snack für zwischendurch sehr geschätzt, sie eigenen sich auch äußerst gut zur Verarbeitung in der Küche. Das beginnt schon am Morgen mit einem schmackhaften Müsli. In der asiatischen Küche findet man Nüsse in nahezu jedem Gericht. Aber auch die europäische Küche findet immer mehr Gefallen an Nüssen, die Salaten und Hauptspeisen den richtigen »Biss« verleihen. Und nicht wegzudenken sind Nüsse natürlich aus Gebäck. Was wären beispielsweise Weihnachtsplätzchen ohne Nüsse? Fehlen dürfen natürlich auch nicht Eis und Getränke, in denen Nüsse heute gerne verarbeitet werden.

Wir wünschen Ihnen nun gutes Gelingen beim Nachkochen der Rezepte und natürlich guten Appetit!

Sofern nicht anders angegeben, sind die folgenden Rezepte für etwa 4 Portionen berechnet.

Suppen und Eintöpfe

Currysuppe mit Flusskrebsen und Cashewnüssen

4 EL Olivenöl
200 g asiatische Gemüsemischung (Tiefkühlkost)
3 EL Currypulver
400 ml Kokosmilch
1 l Wasser
2 Würfel Fischbrühe
300 g Flusskrebse
50 g Cashewnüsse

Das Olivenöl in einer Pfanne erhitzen.
Die Gemüsemischung hinzugeben und mit dem Currypulver vermischen.
Die Kokosmilch, 1 l Wasser und die Fischbrühwürfel hinzugeben.
Die Suppe langsam zum Kochen bringen.
Dann die Flusskrebse hinzugeben und ungefähr 2 Minuten mitkochen lassen.
Die Suppe in Suppenteller füllen und mit den Cashewnüssen garnieren.

Kalte Gurkensuppe mit Walnüssen

2 Salatgurken
½ Bund Dill
1 Knoblauchzehe
500 g fettarmer Joghurt
3 EL Walnüsse
1 EL Zitronensaft, frisch gepresst
1 EL weißer Balsamico
1 TL Walnussöl
2 Prise Zucker
1 Prise Salz
1 Prise weißer Pfeffer

Die Salatgurken waschen, schälen und in Stücke schneiden.
Den Dill waschen und trocknen.
Die Knoblauchzehe schälen.
Joghurt, 200 ml Wasser, Nüsse, Knoblauch, Dill, Zitronensaft, Balsamico, Walnussöl und Zucker im Mixer gut pürieren.
Die Suppe mit Salz und Pfeffer abschmecken.
Die Suppe kalt stellen, vor dem Servieren erneut kurz in den Mixer geben und dann kalt servieren.

Nudelsuppe mit Erdnüssen

125 g Mie-Nudeln
1 Pak Choi
2 Knoblauchzehen
1 Strauß Frühlingszwiebeln
2 EL Olivenöl
1 l Hühnerbrühe (Instant)
150 g geräucherte Hühnchenstreifen
1 Zitrone
4 EL Sojasoße
3 El frischer Koriander, grob gehackt
50 g Erdnüsse

Die Nudeln nach Anleitung bissfest kochen.
Den Pak Choi putzen, in dünne Streifen schneiden und waschen.
Die Knoblauchzehen schälen und in feine Scheiben schneiden.
Die Frühlingszwiebeln waschen und in dünne Streifen schneiden.
Das Olivenöl in einem Wok erhitzen.
Knoblauch, Frühlingszwiebeln und Pak Choi ungefähr 3 Minuten in dem heißen Öl anbraten.
Die Hühnerbrühe dazugeben, die Suppe 5 Minuten auf niedriger Flamme kochen lassen, Hühnchenstreifen in die Suppe geben.

Die Schale der Zitrone abreiben, die Zitrone auspressen.
Die Suppe mit Sojasoße, Zitronensaft und -schale abschmecken.
Den Koriander waschen und grob hacken.
Die Nudeln in Suppenteller geben und mit der heißen Suppe übergießen.
Die Suppe mit Koriander und Erdnüssen bestreuen.

Pikante Nuss-Suppe

40 g Butter
80 g Paranusskerne
25 g Mehl
750 ml Fleischbrühe (Instant)
250 ml Milch
60 g magerer Schinken
125 ml Weißwein
2 Eigelbe
4 EL Sahne
Salz
weißer Pfeffer
1 Bund Kerbel
½ Bund Petersilie

Die Butter in einem Topf erhitzen.
Die Paranüsse mahlen.
Die Hälfte der gemahlenen Nüsse und das Mehl in die Butter streuen und 2 Minuten goldgelb anschwitzen.
Fleischbrühe und Milch unter Rühren zugeben und alles 5 Minuten leicht kochen lassen.
Den Schinken fein hacken und mit Weißwein und den restlichen Nüssen in die Suppe geben. Den Suppentopf vom Herd nehmen.
Die 2 Eigelbe mit der Sahne verquirlen und dann in die Suppe rühren, mit Salz und Pfeffer abschmecken.
Die Suppe noch einmal kurz erwärmen, aber nicht mehr kochen lassen.

Kerbel und Petersilie waschen, hacken und vor dem Servieren über die Suppe streuen.

Süßkartoffel-Kokos-Suppe

1 Knoblauchzehe
30 g frischer Ingwer
3 Stangen Zitronengras
350 g Süßkartoffeln
2 EL Öl
400 ml ungesüßte Kokosmilch
400 ml Hühnerbrühe (Instant)
80 g Zuckerschoten
½ Papaya
4 El Orangensaft
Salz
Basilikumblätter

Knoblauchzehe und Ingwer schälen und fein hacken.
Das Zitronengras halbieren und mithilfe eines Nudelholzes andrücken.
Süßkartoffeln waschen, schälen und in Würfel schneiden.
Das Öl in einem Topf erhitzen. Knoblauch, Ingwer und Zitronengras in dem heißem Öl 2 Minuten dünsten. Süßkartoffeln zugeben und kurz mitdünsten.
Die Kartoffeln mit Kokosmilch und Brühe ablöschen, aufkochen und zugedeckt bei mittlerer Hitze 15 Minuten garen lassen.
Die Zuckerschoten in Streifen schneiden und in kochendem Salzwasser 2 Minuten garen lassen, abgießen und mit kaltem Wasser abschrecken.
Die Papaya schälen, vierteln, entkernen und quer in dünne Streifen schneiden.
Zuckerschoten und Papaya mit Orangensaft mischen.
Das Zitronengras aus der Suppe nehmen, die Suppe mit dem Pürierstab pürieren, dann salzen. Die Suppe mit der Papaya-Mischung und Basilikumblättern anrichten.

Vorspeisen und Salate

Glasnudeln mit Ananas und Thunfisch

150 g Glasnudeln
1 kleine Dose Ananas
100 g Spargel (Glas)
100 g Thunfisch im eigenen Saft (Dose)
50 g gesalzene Erdnüsse

Für die Marinade:
5 EL Sojasoße
1 EL Zucker
2 EL Sojaöl
3 EL süße Sahne
1 Prise Ingwer
Salz, Pfeffer aus der Mühle

Die Glasnudeln mit kochendem Wasser übergießen und 5 Minuten quellen lassen.
Aus den flüssigen Zutaten und Gewürzen in einer großen Schüssel eine Marinade herstellen. Etwas Ananassaft dazugeben.
Die Glasnudeln abtropfen lassen und zweimal durchschneiden.
Die Ananas- und Spargelstücke zugeben und alles vorsichtig mit der Marinade vermischen.
Den Thunfisch in große Stücke teilen.
Den Salat auf Tellern anrichten, mit Thunfischwürfeln und Erdnüssen bestreuen.

Tortilla mit Cashewnüssen

150 g Fetakäse
3 Frühlingszwiebeln
200 g frischer Spinat
50 g gesalzene Cashewkerne
2 Tortillas
Pfeffer aus der Mühle

Ofen auf 200 °C vorheizen.
Den Fetakäse in Würfel schneiden. Die Frühlingszwiebeln waschen, schälen und in Ringe schneiden.
Den Spinat waschen und putzen.
Die Cashewkerne grob hacken.
1 Tortilla auf ein mit Backpapier ausgelegtes Backblech legen. Den Spinat auf die Tortilla geben und Fetawürfel, Zwiebelringe und Cashewnüsse darauf verteilen. Mit frisch gemahlenem Pfeffer würzig abschmecken.
Mit der zweiten Tortilla bedecken und 10 Minuten im vorgeheizten Ofen backen, bis die Oberfläche leicht braun ist.
Die Tortillas aus dem Ofen nehmen, in vier Stücke schneiden und mit gemischtem Salat servieren.

Couscoussalat mit Erdnüssen und Pistazien

250 g Couscous (Instant)	3 EL Essig
4 Tomaten	6 EL Olivenöl
1 Paprikaschote	100 g Pistazien
½ Salatgurke	50 g ungesalzene Erdnüsse
Salz	200 g Schafskäse
Pfeffer	schwarze Oliven

Couscous nach Anweisung quellen lassen.
Tomaten waschen, Paprikaschote waschen und entkernen, Salatgurke schälen. Das Gemüse in kleine Würfel schneiden.
Couscous und Gemüse vermischen, mit Salz, Pfeffer und Essig würzen, das Olivenöl hinzugeben.

16 *Ein köstlicher Couscoussalat*

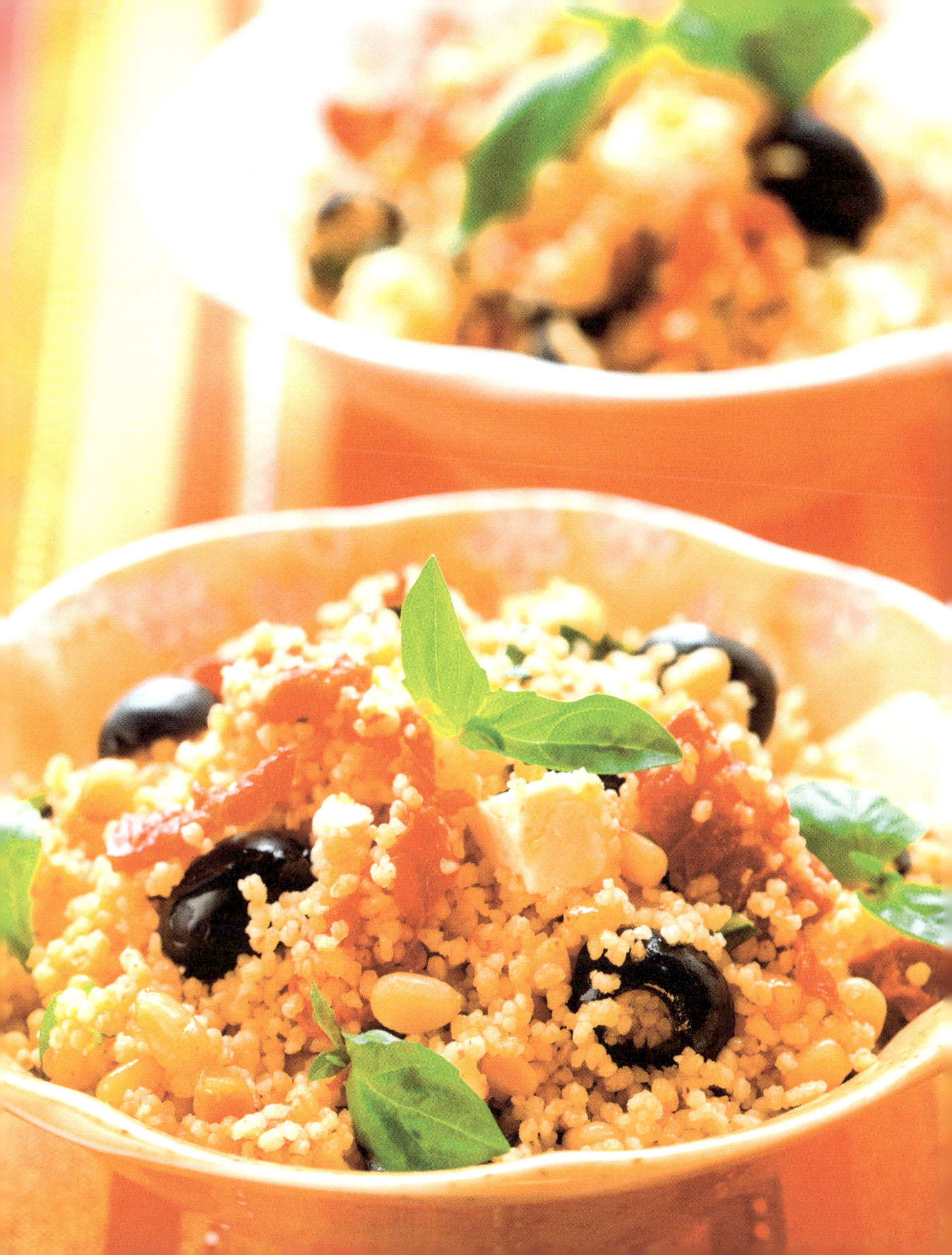

Die Nüsse fein hacken.
Nüsse und Schafskäse unter den Salat heben.
Mit schwarzen Oliven dekorieren.

Feldsalat mit Trauben und Nüssen

200 g Feldsalat
250 g Weintrauben
150 g roher Schinken
60 g Walnüsse
Für das Dressing:
4 EL Himbeeressig
1 TL körniger Senf
Salz
Pfeffer
1 Prise Zucker
6 EL Traubenkernöl

Den Salat putzen, waschen und trocken schleudern.
Die Trauben abbrausen und halbieren, evtl. Kerne entfernen.
Den Schinken klein schneiden.
Die Nüsse klein hacken.
Die Salatzutaten miteinander vermischen.
Für das Dressing Essig, 4 EL Wasser, Senf, Salz, Pfeffer und 1 Prise Zucker verquirlen und zum Schluss das Öl darunterschlagen. Gut abschmecken.
Das Dressing über den Salat geben und alles locker vermengen.

Nudelsalat mit Erdnüssen und gebratenen Knoblauchgarnelen

200 g Zuckererbsen
8 Babykarotten
250 g Eiernudeln
4 Frühlingszwiebeln
10 ml Sojasoße
4 EL Weißweinessig
3 EL Sambal Oelek
2 EL Olivenöl

500 g geschälte rohe Garnelen
(frisch oder Tiefkühlkost)
3 Knoblauchzehen
1 Zitrone
75 g gesalzene Erdnüsse

Die Zuckererbsen waschen, die Spitzen abschneiden.
Die Karotten waschen, schälen und in dünne Scheiben schneiden.
Nudeln mit den Zuckererbsen und Karotten in kochendes Wasser geben und 4 Minuten kochen.
Die Nudeln abgießen, mit kaltem Wasser abschrecken und gut abtropfen lassen.
Die Frühlingszwiebeln schälen und in Ringe schneiden.
Zwiebeln, Sojasoße, Weißweinessig und Sambal Oelek gut vermengen und die Nudelmischung hinzugeben.
Das Öl im Wok stark erhitzen. Die Garnelen darin 2 Minuten kurz anbraten.
Die Knoblauchzehen schälen und zerdrücken.
Den Knoblauch zu den Garnelen geben, alles noch 1 Minute unter Rühren braten.
Die Zitrone über der Mischung ausdrücken.
Salat auf Tellern anrichten, Garnelen und Erdnüsse darauf verteilen.

Salat mit Macadamianüssen

1 Staudensellerie
150 g Eisbergsalat
400 g geräuchertes Hühnchenfilet
Parmesankäse am Stück
(nach Belieben)
75 g Macadamianüsse
100 g Speckstreifen
10 Cherrytomaten
Croutons (nach Belieben)
Dressing »Thousand Islands«

Den Staudensellerie waschen und in dünne Scheiben schneiden.
Den Eisbergsalat waschen, in Streifen schneiden und mit dem Staudensellerie vermischen.
Das geräucherte Hühnchenfilet in Scheiben, den Käse in Stücke schneiden.
Macadamianüsse grob hacken.
Speckstreifen ausbraten und dann klein schneiden.
Hühnchen, Käse, Croutons, Macadamianüsse, Speck, Tomaten und Croutons über den Salat geben.
Dann das Dressing über den Salat geben und alles gut vermengen.

Waldorfsalat mit Walnüssen

1 Knollensellerie
½ Staudensellerie
2 Äpfel
50 g Rosinen
75 g Walnüsse

Für das Dressing:
½ Orange
6 El Mayonnaise
1 EL Senf
Pfeffer aus der Mühle
Salz

Den Knollensellerie waschen und in Streifen schneiden. Die Selleriestreifen ungefähr 3–5 Minuten blanchieren.
Den Staudensellerie waschen, das Grün beiseitelegen. Den Stiel in dünne Scheiben schneiden.
Die Äpfel waschen, schälen und in Stücke schneiden.
Alle Zutaten gut miteinander vermischen.
Rosinen und Walnüsse fein hacken.
Für das Dressing die Orange auspressen.

Die Mayonnaise mit dem Orangensaft und dem Senf verrühren.
Das Dressing mit Pfeffer und Salz abschmecken.
Den Salat auf Tellern oder in Gläsern servieren, das Dressing darübergießen und alles mit Rosinen, Walnüssen und dem Grün vom Staudensellerie garnieren.

Hauptgerichte

Blumenkohl mit Paranüssen

1 großer Blumenkohl
50 g Paranüsse
3 EL Butter
etwas Salz
etwas Pfeffer aus der Mühle
etwas Muskatnuss

Den Blumenkohl knackig kochen (am besten im Dampfgartopf) und in eine feuerfeste Form legen.
Den Backofen auf 200 °C vorheizen.
Die Nüsse fein hacken.
Die Butter in einer Pfanne erhitzen, die Nüsse in der heißen Butter wenden, mit Salz, Pfeffer und Muskatnuss würzen und die Mischung über dem Blumenkohl verteilen.
Das Gemüse 5 bis 10 Minuten im Backofen überbacken.

Buntes Schweinefleisch mit Nüssen

2 Knoblauchzehen
500 g Schweinefilet
6 EL Sojasoße
2 Paprikaschoten (rot und grün)
½ Bund Frühlingszwiebeln
1 kleines Glas Maiskolben
3 Scheiben Dosenananas
4 EL Erdnussöl
100 g gesalzene Erdnüsse
Salz
Pfeffer
Chinagewürzmischung

Die Knoblauchzehen schälen und pressen.
Das Schweinefilet in dünne Scheiben schneiden und in Sojasoße und ausgepresstem Knoblauch etwa 20 Minuten marinieren.
Paprikaschoten und Frühlingszwiebeln putzen, waschen, entkernen (Schoten) und in Würfel (Schoten) bzw. in kleine Ringe (Zwiebeln) schneiden.
Maiskolben abtropfen lassen.
Ananasscheiben abtropfen lassen, jede Scheibe in acht Stücke schneiden.
2 EL Öl in der Pfanne erhitzen.
Das Fleisch aus der Marinade nehmen und portionsweise anbraten, dann warm stellen. Die Marinade aufheben.
Das restliche Öl in der Pfanne erhitzen. Paprikawürfel, Frühlingszwiebelringe, Mais und Ananasstücke unterrühren und 5 Minuten dünsten.
Erdnüsse, Fleisch und Marinade zugeben. Alles zusammen 3 Minuten garen.
Mit Salz, Pfeffer und Chinagewürz abschmecken.

Hackfleisch-Nuss-Auflauf

400 g Kartoffeln
500 g Hackfleisch vom Rind
1 Zwiebel
150 g gemischtes Gemüse der Saison
3 EL saure Sahne
3 EL Tomatenmark
2 EL Senf
Salz
Pfeffer
Paprikapulver
1 Ei
250 g Joghurt
150 g Gouda (mittelalt)
3 EL gemahlene Haselnüsse

Die Kartoffeln schälen und kochen, anschließend die gekochten Kartoffeln in dünne Scheiben schneiden.
Das Hackfleisch anbraten.
Zwiebel und Gemüse schälen, putzen, waschen und klein schneiden, alles zum Hackfleisch geben und mitdämpfen.
Hackfleisch-Gemüse-Mischung mit dem Rahm ablöschen, mit Tomatenmark, Senf, Salz, Pfeffer und Paprikapulver abschmecken.
Eine Auflaufform fetten und abwechselnd Kartoffeln und Hackfleischmasse einfüllen.
Ei und Joghurt verrühren und leicht salzen, dann über den Auflauf gießen.
Den Käse reiben und zusammen mit den gemahlenen Nüssen auf den Auflauf streuen.
Den Auflauf 50 Minuten bei 200 °C backen.

Hühnchen mit Brokkoli und Cashewnüssen

1 EL Mehl
4 EL trockener Sherry
4 EL Sojasoße
100 ml Hühnerbrühe (Instant)
300 g Mehrkornreis
300 g Hühnchenfilet
50 g ungesalzene Cashewnüsse
1 EL Olivenöl
300 g Brokkoliköpfe
200 g Bambussprossen
6 Frühlingszwiebeln

Das Mehl mit dem Sherry, der Sojasoße und der Hühnerbrühe zu einem glatten Teig verrühren.
Den Mehrkornreis nach Anweisung kochen.
Das Hühnchenfilet in Streifen schneiden, zusammen mit den Cashewnüssen in Olivenöl in einer Pfanne kurz anbraten, bis es goldbraun ist.
Brokkoli und Bambussprossen waschen, die Frühlingszwiebeln schälen und in Scheiben schneiden.
Das Gemüse in die Pfanne geben.
Diese Mischung etwa weitere 4 Minuten unter Rühren braten, bis der Brokkoli bissfest ist.
Den Teig in die Pfanne geben und bei mittlerer Hitze rühren, bis die Soße Blasen wirft. Dann alles 1 Minute unter ständigem Rühren auf kleiner Flamme leicht köcheln lassen.
Den gekochten Reis abgießen und auf Tellern servieren. Die Soße über den Reis gießen.

Hühnchen mit Pekannüssen in Whiskysoße

6 Hühnerbrustfilets
2 Schalotten
100 ml Bourbon
1 ½ TL getrockneter Thymian
1 TL Cayennepfeffer
4 EL Olivenöl
1 Prise Salz
1 Prise Pfeffer
50 g Pekannüsse
100 g Mascarpone

Die Hühnerbrustfilets waschen und trocken tupfen, dann in eine niedrige Auflaufform legen.
Die Schalotten schälen und in Würfel schneiden.
Die Schalotten, den Bourbon, Thymian, Öl und etwas Salz und Pfeffer vermischen und über die Filets geben. Die Filets ungefähr 2 Stunden bei Raumtemperatur marinieren lassen, dann bei 200 °C 35 bis 45 Minuten im Ofen backen.
Danach die beim Backen gebildete Brühe in einen kleinen Topf abgießen.
Die Pekannüsse in die Brühe zugeben, dann die Brühe bei starker Hitze auf die Hälfte reduzieren.
Anschließend den Mascarpone unterrühren und kurz aufkochen lassen, bis die Soße eindickt.
Die Hühnerbrustfilets auf Tellern anrichten und mit der Soße übergießen.

Indonesisches Pak Choi mit Cashewnüssen

300 g weißer Reis
500 g Pak Choi
1 kleine Karotte
100 g Champignons
1 EL Olivenöl
Salz
Pfeffer
1 kleine Tasse Boemboe (Fertiggewürzmischung) für Sajoer Tjampoer
100 g gesalzene Cashewnüsse

Den Reis nach der Anweisung auf der Packung kochen.
Pak Choi waschen und in grobe Streifen schneiden.
Die Karotte schälen und in dünne Scheiben schneiden.
Die Pilze putzen, waschen und in Scheiben schneiden.
Das Öl im Wok erhitzen gießen und das Pak Choi mit den Karotten und den Champignons unter Rühren in 2 Minuten knusprig braten. Salz und Pfeffer hinzugeben.
100 ml Wasser dazugeben, die Gewürzmischung einrühren und ungefähr 3 Minuten auf kleiner Flamme leicht kochen lassen.
Die Cashewnüsse hinzufügen.
Den Reis portionsweise auf Tellern servieren und die Pak-Choi-Mischung über den Reis geben.

Italienische Nudeln mit Walnüssen

300 g Vollkornspaghetti
2 Knoblauchzehen
10 EL Olivenöl
4 Scheiben Weißbrot
125 g Blauschimmelkäse
250 ml Sahne
50 g Walnüsse

Die Nudeln nach Packungsweisung al dente kochen, dann abgießen.
Die Knoblauchzehen schälen und fein hacken.
Das Olivenöl in einem Wok erhitzen und den Knoblauch darin frittieren.
Vom Weißbrot die Rinde entfernen, das Brot zerkrümeln.
Den Käse in Stücke schneiden.
Die Brotkrümel in den Wok geben und kross braten, dann aus der Pfanne nehmen und beiseitestellen.
In derselben Pfanne die Sahne erhitzen, anschließend den Blauschimmelkäse dazugeben und schmelzen lassen. Mit einem Schneebesen umrühren.
Die Soße ein paar Minuten einkochen lassen, damit sie etwas dicker wird.
Die Nudeln in die Soße geben, gut vermischen und noch 1 Minute erhitzen.
Die Nudeln auf Teller verteilen und die Nüsse darüberstreuen.

Kabeljaufilet mit Mandeln

Mehl zum Panieren
4 Kabeljaufilets à 150 g
3 EL Öl
1 Zwiebel
1 EL Mehl
200 ml Weißwein
Salz
Pfeffer aus der Mühle
2 TL Paprikapulver
50 g Mandeln
1 Zitrone
2 EL Kapern
500 g Karotten
500 g kleine Kartoffeln (Drillinge)

Auf einen Teller etwas Mehl streuen und die 4 Fischfilets darin wenden.
Das Öl in einer Pfanne erhitzen und die Filets darin goldbraun braten. Den Fisch aus der Pfanne nehmen und in einer Schüssel warm halten.
Die Zwiebel schälen und fein hacken, dann im restlichen Öl anbraten. Das

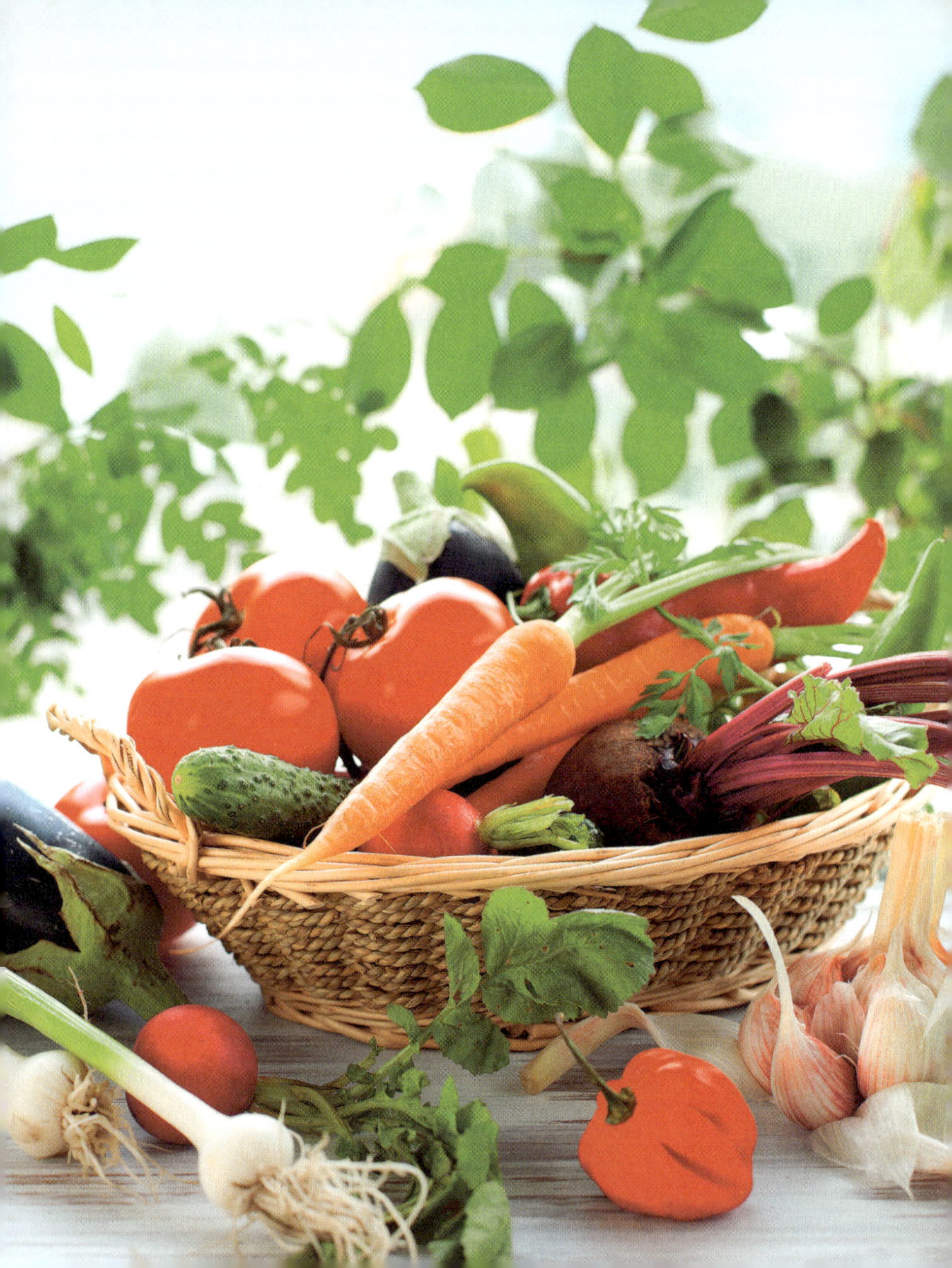

Mehl einrühren und mit etwas Wein ablöschen. Mit etwas Salz, Pfeffer und Paprikapulver abschmecken.
Die Mandeln fein hacken.
Die Schale der Zitrone abreiben, die Zitrone auspressen.
Die Mandeln, die Kapern und ein paar Tropfen Zitronensaft zur Soße geben und gut umrühren.
In der Zwischenzeit die Karotten und Kartoffeln (Drillinge) schälen und bissfest kochen.
Den Fisch mit dem Gemüse auf Tellern anrichten, mit der Soße übergießen.

Kokoshuhn mit Gemüse und Chili

300 g Hähnchenbrustfilet
2 Bund Frühlingszwiebeln
300 g Karotten
100 g Zuckerschoten
1 Bund Koriandergrün
1 Bund Basilikum
100 g frische Baby-Maiskolben
3 grüne Chilischoten
2 Knoblauchzehen
30 g frischer Ingwer
3 El Öl
200 ml Geflügelbrühe (Instant)
400 ml ungesüßte Kokosmilch
3 El Sojasoße
Salz

Die Hähnchenbrust in Streifen schneiden.
Das Weiße und Hellgrüne der Frühlingszwiebeln in Ringe schneiden.
Die Karotten schälen, waschen, in dünne Scheiben schneiden.
Die Zuckerschoten waschen und halbieren.
Die Kräuter waschen und fein hacken.
Die Maiskolben waschen und längs halbieren.

17 Dieses schmackhafte Hühnchengericht besticht auch durch seinen hohen Anteil an Gemüse und frischen Kräutern.

Die Chilischoten mit Kernen fein hacken.
Knoblauchzehen und Ingwer schälen und fein hacken.
Das Öl in einem Topf erhitzen. Hähnchen, Knoblauch und Ingwer ins Öl geben und 5 Minuten braten. Mit Brühe und Kokosmilch auffüllen.
Mais und Karotten in reichlich kochendem Salzwasser ungefähr 2 Minuten kochen, mit dem restlichen Gemüse zum Huhn geben und 5 Minuten leicht kochen lassen.
Chili und Kräuter dazugeben.
Mit Sojasoße und Salz würzen.

Lammfleisch Shoarma mit Pistaziennussreis

500 g mageres Lammfleisch
2 TL Shoarmagewürz
2 EL Olivenöl
1 EL Limettensaft
300 g Basmatireis
etwas Salz
1 EL Olivenöl
2 Paprika (grün und rot)
10 Aprikosen
70 g Pistazien ohne Schale

Das Fleisch wie Pfannengyros in feine Streifen schneiden.
Das Shoarmagewürz zusammen mit dem Öl und dem Limettensaft mit dem Pürierstab aufmixen, sofort über das Fleisch geben und kräftig einkneten.
Das Fleisch abgedeckt im Kühlschrank über Nacht marinieren lassen.
Am nächsten Tag den Basmatireis nach Anweisung kochen.
Das Lammfleisch aus der Marinade nehmen.
Das Olivenöl in einer Pfanne erhitzen und das Fleisch goldbraun braten.
Die Paprikaschoten putzen, entkernen, waschen und in kleine Stücke schneiden.

Die Aprikosen schälen und ebenfalls in Stücke schneiden.
Gekochten Reis, Paprikastücke, Pistazien und Aprikosenstücke zum Fleisch geben und gut vermengen.
Alles etwa 1 Minute erhitzen.

Medaillons vom Hirschkalb in Walnusskruste mit Rosenkohl

100 ml Milch
6 g Walnusskerne
70 g Mark von Rinderknochen
20 g sehr feine Semmelbrösel
Salz
Pfeffer
1 Zitrone (unbehandelt)
500 g Rosenkohlröschen
4 Medaillons à ca. 150 g vom Hirschkalbsrücken
1 EL Öl
200 ml Madeira
600 ml brauner Kalbsfond (Glas)
3 TL Butter
1 EL Walnussöl
150 ml Gemüsefond (Glas)
1 EL Preiselbeermarmelade
1 Rosmarinzweig
2 schwarze Nüsse (Delikatessenladen)

Den Ofen auf 250 °C vorheizen.
Die Milch mit den Walnüssen aufkochen und 5 Minuten leicht köcheln lassen. Dann etwas abkühlen lassen. Anschließend die dunkle Haut der Nüsse mit einem kleinen Messer abziehen. Die gehäuteten Kerne fein hacken und in einer kleinen Pfanne leicht rösten.
Das Knochenmark mit einer Gabel zerdrücken, die Walnüsse und die Semmelbrösel einarbeiten. Mit Salz und Pfeffer abschmecken.
Die Zitronenschale fein abreiben und ebenfalls mit dem Knochenmark mischen.

Die Rosenkohlröschen putzen, die Stielenden so abschneiden, dass die Blätter einzeln abfallen, bis nur eine haselnussgroße Knospe übrig bleibt.
Die Hirschmedaillons salzen und pfeffern und in Öl von beiden Seiten scharf anbraten. Aus der Pfanne nehmen und für 8 Minuten auf ein Gitter in den vorgeheizten Ofen legen.
Den Bratensatz mit dem Madeira ablöschen und den Kalbsfond zugeben, auf etwa 100 ml einkochen lassen.
In der Zwischenzeit in einem Topf 1 TL Butter mit dem Walnussöl schmelzen lassen. Die Rosenkohlblätter darin andünsten, dabei immer wieder Gemüsefond in kleinen Mengen angießen, bis der Kohl zart bissfest ist. Mit Salz und Pfeffer abschmecken.
Das Fleisch aus dem Ofen nehmen, in Alufolie wickeln und an einem warmen Ort 3 Minuten ruhen lassen.
Den Ofen auf Grill oder reine Oberhitze umschalten. Die Soße mit Salz, Pfeffer und der Preiselbeermarmelade abschmecken und durch ein feines Sieb passieren, den Rosmarinzweig einlegen. Zum Schluss 2 TL eiskalte Butter in die kochende Soße einrühren.
Das Fleisch auspacken, etwa 3 mm dick mit der Walnusspaste bestreichen und für 2 bis 3 Minuten auf der obersten Schiene in den Ofen geben, bis die Walnusspaste schön gebräunt ist. Die schwarzen Nüsse in hauchfeine Scheiben hobeln und unter die glasierten Rosenkohlblätter mischen. Den Rosenkohl auf vorgewärmten Tellern anrichten.
Die Medaillons einmal durchschneiden und auf dem Kohl anrichten. Mit der Soße umgießen.

Risotto mit Spinat und Cashewnüssen

2 Schalotten
2 Knoblauchzehen
75 g Butter
250 g tiefgekühlter Blattspinat
300 g Risottoreis
400 ml Gemüsebrühe (Instant)
300 ml Weißwein
75 g Parmesankäse
getrocknete Tomaten nach Belieben
75 g Cashewnüsse
Salz
Pfeffer aus der Mühle

Die Schalotten und die Knoblauchzehen schälen und fein hacken.
25 g Butter in einer Pfanne mit dickem Boden erhitzen, Zwiebeln und Knoblauch darin 2 Minuten anbraten.
Den tiefgekühlten Spinat hinzugeben und gut auftauen lassen.
Den Reis hinzugeben und garen, bis die Reiskörner glasig sind.
Die Brühe und den Weißwein hinzugeben und umrühren, bis die Flüssigkeit gut verteilt ist.
Nach ungefähr 20 Minuten den Reis probieren. Sollte er noch nicht gar, die Brühe aber bereits verkocht sein, ein wenig Wein hinzugeben, bis der Risotto gar ist.
Den Parmesankäse reiben.
Die übrige Butter, die getrockneten Tomaten, Cashewnüsse und den Parmesankäse dazugeben, gut vermengen und mit Salz und Pfeffer abschmecken.

Vegetarische Reispfanne mit Haselnüssen

4 Kochbeutel Langkornreis
4 Bund Suppengrün
2 EL Butter
4 TL Currypulver
2 TL Mehl
0,5 l Gemüsebrühe (Instant)
8 EL süße Sahne
Salz
Pfeffer
4 EL Haselnüsse
Kresse zum Garnieren

Den Reis nach Packungsanweisung zubereiten.
Das Suppengrün putzen, waschen und klein schneiden.
Das Fett in einer Pfanne mit hohem Rand erhitzen, Currypulver und Mehl anschwitzen, anschließend mit der Brühe und der Sahne ablöschen. Dann die Soße unter ständigem Rühren 2 Minuten kochen lassen, mit Salz und Pfeffer würzen und ungefähr 5 Minuten bei schwacher Hitze ziehen lassen.
Die Haselnüsse klein hacken.
Suppengrün und Haselnüsse in die Soße rühren und ungefähr 15 Minuten bei schwacher Hitze garen lassen.
Den gekochten Reis unter die Soße heben.
Die Reispfanne mit Kresse garniert servieren.

Nachspeisen

Gebackene Bananen mit Nüssen

4 Bananen
1 Zitrone
60 g Hasel- oder Walnüsse
30 g Margarine
450 ml Rotwein

Die Bananen schälen und nebeneinander in eine ofenfeste Form legen.
Die Zitrone auspressen und den Saft über die Bananen geben.
Nüsse und Margarineflöckchen über die Bananen geben, das Ganze mit dem Wein übergießen.
Die Bananen bei 190 °C etwa 20 bis 30 Minuten im Ofen backen, bis die Bananen braun sind.

Karamellisierte Nüsse und Kerne

50 g Zucker
200 g Haselnüsse, Mandeln oder Walnüsse
15 g Nussöl
200 ml Vanilleeis

Zucker, 40 ml Wasser und die Nüsse in einen Topf geben und unter ständigem Rühren karamellisieren lassen, bis der Zucker stumpf wird und kristallisiert an den Nüssen haften bleibt.
Das Öl einrühren, damit die Nüsse nicht verkleben.
Die Nüsse einzeln auf ein Backpapier legen und abkühlen lassen.
Vanilleeis in einer Dessertschale anrichten und die abgekühlten Nüsse dazugeben.

Nüsse mit Äpfeln und Kirschen

150 g Walnusskerne
1 kleines Glas Sauerkirschen
2 saure Äpfel
70 g Raffinade-Zucker
2 EL Zitronensaft
5 EL Lindenblütenhonig
125 ml Sahne

Walnusskerne abziehen und halbieren.
Die Kirschen abgießen, den Saft aufheben.
Die Äpfel waschen, vierteln, entkernen, ungeschält fein würfeln, einzuckern und mit Zitronen- und Kirschsaft beträufeln.
Nüsse, Kirschen – von beiden einige beiseitestellen für die Dekoration – und den Honig zu den Äpfeln geben und alles 10 Minuten ziehen lassen.
Die Sahne schlagen, den Fruchtsalat damit verzieren und mit den restlichen Nüssen und Kirschen garnieren.

Palatschinken mit Nussfüllung

Für den Teig:
120 g Mehl
1 Ei
200 ml Milch
1 TL Zucker
1 Prise Salz
40 g Butter

Für die Füllung:
100 g gemahlene Nüsse
40 ml Milch
½ Zitrone
100 g Puderzucker
½ Päckchen Vanillezucker
20 g Rosinen

Für die Soße:

80 g Bitterschokolade
20 ml süße Sahne
20 ml Rum

Das Mehl sieben, das Ei trennen.
Das Mehl mit dem Eigelb verrühren.
Milch und Zucker vermischen und so viel zum Mehl gießen, bis der Teig flüssig ist.
Das Eiweiß mit etwas Salz zu Schnee schlagen und unter den Teig heben.
Die Butter zerlassen, einen Teelöffel davon in eine Pfanne geben. Dann eine Schöpfkelle Teig hineingießen, gleichmäßig zerlaufen lassen und bei starker Hitze von beiden Seiten schnell backen. Auf diese Weise den gesamten Teig verarbeiten.
Für die Füllung die gemahlenen Nüsse in die heiße Milch geben.
Die Schale der Zitrone abreiben.
Zitronenschale, Puderzucker, Vanillinzucker und Rosinen in die Milch geben.
Mit der Masse die Palatschinken bestreichen und diese dann doppelt zusammenlegen.
Die Schokolade im heißen Wasserbad schmelzen lassen, dabei die Sahne zugeben.
Zum Schluss die Soße mit Rum verfeinern und über die Palatschinken geben.

Pistazien-Panna Cotta

2 Blätter weiße Gelatine
1 Vanillestange
250 ml Sahne
50 g Zucker
75 g Pistazien

Gelatine 10 Minuten in kaltem Wasser einweichen.
Vanillestange aufschneiden. Das Mark mit einem Messer herauskratzen und mit der Sahne vermischen.
Die Sahne mit dem Zucker und der Vanillestange zum Kochen bringen.
Die Gelatine ausdrücken.
Den Topf mit der heißen Sahne vom Herd nehmen, die Gelatine einrühren.
Die Pistazien fein hacken, eine kleine Menge für die Garnierung beiseitestellen, den Rest in die Sahne einrühren.
Die Sahnemischung in vier mit kaltem Wasser ausgespülte Kaffeetassen geben.
Die Panna Cotta mindestens 12 Stunden im Kühlschrank fest werden lassen.
Dann die Panna Cotta in die Mitte eines Tellers stürzen und mit den übrigen Pistazien garnieren.

Gebäck, Brot

Adventskuchen

5 Eier
300 g Margarine
200 g Zucker
100 g gemahlene Walnüsse
2 EL Rum
1 EL Kakaopulver
1 EL Kaffeepulver
1 TL gemahlene Nelken
1 EL Zimt
400 g Mehl
1 Päckchen Backpulver
etwas Semmelbrösel
1 Päckchen Zitronenglasur
100 g Pistazien
etwas bunter Streuzucker

Die Eier trennen.
Margarine, Zucker und Eigelb schaumig rühren.
Nüsse, Rum, Kakao, Kaffee, Nelken und Zimt unterrühren.
Eiweiß zu steifem Schnee schlagen.
Mehl mit Backpulver mischen, sieben und unterrühren.
Den Eischnee unter den Teig heben.
Den Backofen auf 175 °C vorheizen.
Teig in gut gefettete und mit Semmelbröseln ausgestreute Form füllen.
Den Kuchen im Backofen bei 175 °C ungefähr 45 Minuten backen.
Kuchen in der Form abkühlen lassen, dann auf ein Kuchengitter stürzen und vollständig auskühlen lassen.
Die Zitronenglasur im warmen Wasserbad schmelzen und den erkalteten Kuchen damit bestreichen.
Pistazien und Streuzucker über den Kuchen verteilen.

Apfel-Nuss-Brot

400 ml Sojamilch
1 Würfel Hefe
1 EL Zuckerrübensirup
2 EL Zitronensaft
150 g Haselnüsse
500 g Vollkorndinkelmehl
50 g kernige Haferflocken
2 TL Salz
1 Handvoll Walnüsse
1 Handvoll getrocknete Cranberries
2 Äpfel
Fett für die Form

Die Sojamilch in einem kleinen Topf erwärmen, die Hefe hineinbröseln und den Sirup einrühren. Auf der warmen Herdplatte ungefähr 10 Minuten stehen lassen, ab und zu rühren.

Den Zitronensaft hinzugeben.
Die Haselnüsse klein hacken.
Haselnüsse, Mehl, Haferflocken und Salz in einer großen Schüssel vermischen.
Die Walnüsse klein hacken, dann zusammen mit den Cranberries zu dem Mehlgemisch geben.
Die Hefemilch zum Mehl gießen, alles mit dem Handrührgerät (Knethaken) verkneten, dann den Teig einen Moment ruhen lassen.
In der Zwischenzeit die Äpfel schälen, entkernen, raspeln, anschließend zum Teig geben und weiterkneten.
Den Teig in eine gefettete Kastenform geben, in dem nicht vorgeheizten Ofen bei 200 °C 50 Minuten backen.

Browniekuchen mit Nüssen *(12 Portionen)*

¼ Tasse Butter
60 g Kochschokolade
½ Tasse Nüsse
1 Tasse Zucker
1 Prise Salz
1 Ei
2 TL Vanillemark
½ Tasse Weizenmehl
1 TL Puderzucker

Den Backofen auf 150 °C vorheizen.
Eine quadratische, ungefähr 20 x 20 cm große Back- oder Springform mit Backpapier auslegen.
Butter und Schokolade in einer Pfanne auf dem Herd auslassen und gut miteinander vermischen.
Die Nüsse klein hacken.

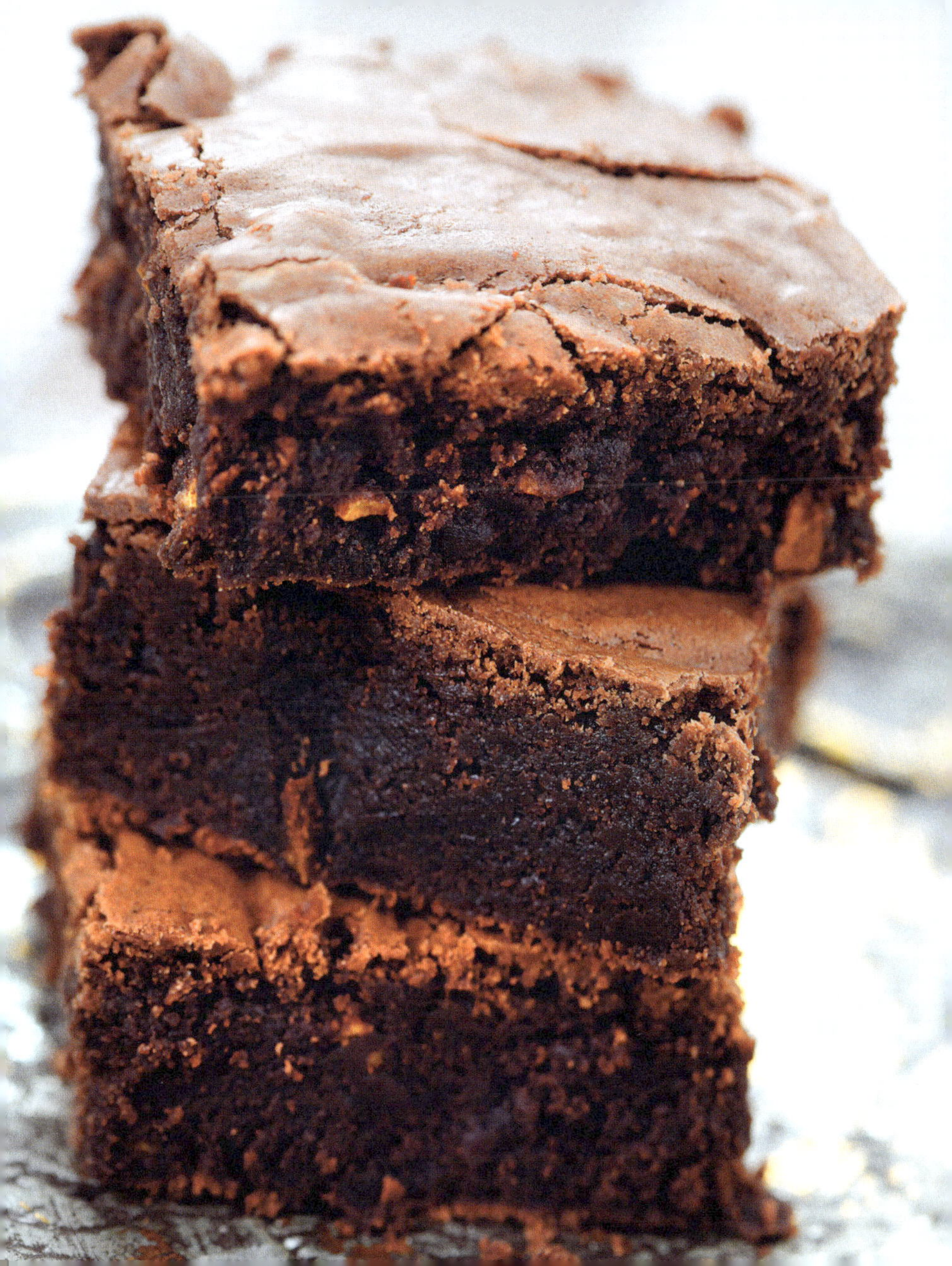

Die Pfanne von der Herdplatte nehmen, Zucker, Salz, Ei, Vanillemark, Mehl und Nüsse dazugeben und den Teig gut durchmischen.
Den Teig in die Form füllen und gleichmäßig verteilen.
Den Kuchen 30 Minuten im Backofen bei 150 °C backen, dann abkühlen lassen. Kuchen aus der Form nehmen, mit Puderzucker bestäuben und in 12 Quadrate schneiden.

Cashewnuss-Schaumtorte

Zitronensaft (Glas)
6 Eier
260 g weißer Basterdzucker
4 Tütchen Vanillezucker
175 g ungesalzene Cashewnüsse
2 TL Maisstärke
2 TL Essig
0,5 l Sahne
1 Tütchen Sahnesteif

Eine rostfreie Schale gut mit Zitronensaft reinigen.
Die Eier trennen und das Eiweiß in der Schale mit dem Handmixer steif schlagen.
Dann langsam den Zucker und 3 Tütchen Vanillezucker hinzugeben.
⅔ der Cashewnüsse grob hacken, ⅓ fein hacken.
Die grob gehackten Nüsse unter das steif geschlagene Eiweiß heben.
Maisstärke und Essig zu einem glatten Brei vermischen und unter das steif geschlagene Eiweiß rühren. Die Mischung noch einmal kurz schlagen, bis sie ganz steif ist.
Den Ofen auf 150 °C erhitzen, das Backblech mit Backpier belegen. Auf das Backpapier 2 Kreise mit einem Durchmesser von je 24 cm aufzeichnen.
Das Eiweißgemisch über die 2 Kreise verteilen und glatt streichen.

Die Schaumtortenböden in der Mitte des vorgeheizten Ofens ungefähr 80 Minuten backen. Gut abkühlen lassen.
Die Sahne mit Sahnesteif und dem restlichen Vanillezucker steif schlagen.
Die Kuchenkreise damit bestreichen, den zweiten Kreis auf den ersten setzen.
Die Seite der Schaumtorte mit etwas Sahne bestreichen und mit den fein gehackten Cashewnüssen bestreuen.

Nusskuchen

½ Zitrone
5 Eier
140 g Kristallzucker
1 EL Rum
1 Prise Salz
120 g Mehl
2 EL Vanillepuddingpulver
150 g Nüsse
2 EL Öl
50 g Schokoladenflocken
50 g Rosinen
Butter und Mehl für die Form
300 g Fondant Zuckerglasur

Die Schale der Zitrone abreiben.
Die Eier mit Zucker, geriebener Zitronenschale, Rum und Salz 4 Minuten mit dem Handrührgerät auf schnellster Stufe dickschaumig schlagen.
Das Mehl mit dem Puddingpulver vermischen, dann mit einem Holzlöffel locker in die Ei-Zucker-Mischung einrühren.
Die Nüsse klein hacken.
Das Öl, die gehackten Nüsse, die Schokoladenflocken und Rosinen vorsichtig in den Teig einrühren.
Den Backofen auf 170 °C vorheizen.

Den Teig in eine gebutterte, mehlbestäubte, ungefähr 24 cm große Ringform füllen und im vorgeheizten Backofen etwa 50 Minuten bei 170 °C backen. Den Kuchen in der Form erkalten lassen, dann aus der Form nehmen und auf ein Ablaufgitter legen und mit der Zuckerglasur überziehen.

Nussmakronen

4 Eier
250 g Zucker
250 g Haselnüsse
1 Packung kleine Oblaten

Die Eier trennen, aus dem Eiweiß Eischnee schlagen.
Löffelweise den Zucker langsam in den Eischnee einrühren, bis die Masse sehr fest ist.
Die Nüsse reiben, dann ebenfalls unter den Eischnee heben.
Die Masse auf kleine runde Oblaten spritzen und bei 150 °C etwa 30 Minuten im Ofen backen.

Walnuss-Scones *(10 Stück)*

250 g Mehl
3 EL Zucker
3 TL Backpulver
1 TL Salz
100 g Walnusskerne
80 g Butter
1 Ei
125 ml fettarme Milch

Das Mehl mit Zucker, Backpulver und Salz vermischen. Die Walnüsse klein hacken, dann mit der Butter zum Mehl geben. Die Mischung gut verrühren. Das Ei mit der Milch leicht aufschlagen, dann zu der trockenen Mischung geben und mit dem Knethaken alles zu einem steifen Teig kneten.

Den Teig auf einer leicht mit Mehl bestäubten Fläche etwa einen Zentimeter dick ausrollen. Dann etwa neun bis zehn Dreiecke schneiden.
Die Dreiecke auf ein leicht eingefettetes Backblech legen und bei 200 °C ungefähr 12 Minuten backen.
Die Walnuss-Scones werden ofenwarm serviert.

Walnuss-Vollkornbrot *(ungefähr 20 Scheiben)*

1 Päckchen Trockenbackhefe	100 g Haferkleie
1 TL brauner Zucker	2 TL Meersalz
400 g Vollkornmehl	100 g Walnüsse

Die Trockenhefe mit Zucker und 350 ml lauwarmem Wasser verrühren und ungefähr 20 Minuten gehen lassen.
Das Vollkornmehl mit Haferkleie und Meersalz mischen. Die angesetzte Hefemischung dazugeben. Alles mit Handrührgerät (Knethaken) zu einem glatten Teig verarbeiten. Abgedeckt an einem warmen Ort ungefähr 1 Stunde gehen lassen.
Die Walnüsse hacken und unter den Teig kneten. Den Teig nochmals abgedeckt ungefähr 30 Minuten gehen lassen.
Den Teig zu einem Laib formen und auf ein mit Backpapier ausgelegtes Backblech setzen. Abgedeckt nochmals ungefähr 20 bis 30 Minuten gehen lassen.
Den Backofen auf 200 °C vorheizen.
Den Teig mit Wasser bestreichen und im vorgeheizten Backofen ungefähr 30 bis 40 Minuten backen. Anschließend das Brot auf dem Blech auskühlen lassen.

Tipp:
Um zu prüfen, ob das Brot fertig gebacken ist, klopfen Sie mit der Faust auf die Unterseite des Brotes. Klingt es hohl, ist das Brot fertig.

Müslis

Bananen-Nuss-Quark

500 g Quark
(Mager- oder Vollfettstufe)
2 EL Honig
2 EL Milch
(1,5 Prozent oder 3 Prozent)
3 Bananen
100 g Haselnüsse

Quark mit dem Honig und der Milch glatt rühren.
1 Banane schälen und zerdrücken, die anderen ebenfalls schälen und in Scheiben schneiden.
Die zerdrückte Banane unter den Quark mischen, dann die Bananenstücke unterheben.
Anschließend die Nüsse klein hacken, zuletzt die gehackten Nüsse über den Quark streuen.

Bircher Müsli

4 EL Haferflocken
2 Zitronen
4 EL Milch
(1,5 Prozent oder 3 Prozent)
4 geriebene Äpfel
4 EL geriebene Nussmischung

Die Haferflocken 12 Stunden in 12 EL Wasser einweichen.
Die Zitronen auspressen.
Die Haferflocken mit dem Zitronensaft und der Milch gut verrühren.
Die Äpfel waschen, dann mit Schale und Gehäuse reiben und mit den Haferflocken vermischen.
Zum Schluss dann noch die Nussmischung darübergeben.

Birnenmüsli mit Nüssen

4 Birnen
4 EL Schmelzflocken
4 EL Milch
(1,5 Prozent oder 3 Prozent)
4 TL Honig
250 g Naturjoghurt
25 g gehackte Haselnüsse
25 g gehobelte Mandeln

Die Birnen waschen, mit der Schale reiben oder in feine Stücke schneiden.
Die Schmelzflocken mit der Milch und dem Honig vermischen.
Den Naturjoghurt, die Nüsse und die Mandeln dazugeben und alles gut vermischen.

Fruchtiges Vollkornmüsli mit Walnüssen

100 Walnusskerne
150 g gemischte Vollkornflocken
25 g getrocknete Aprikosen
25 g Rosinen
Milch nach Belieben
(1,5 Prozent oder 3 Prozent)

Die Walnüsse fein hacken.
Ein Backblech mit Backpapier auslegen. Die Walnüsse mit den Flocken mischen und auf dem Blech verteilen. Den Backofen auf 160 °C vorheizen, dann die Nuss-Flocken-Mischung ungefähr 6 bis 8 Minuten rösten, dabei ab und zu wenden. Die Mischung aus dem Backofen nehmen, in eine Schüssel geben und abkühlen lassen.
Aprikosen und Rosinen fein hacken und unter Nüsse und Flocken mischen.
Pro Portion ein Viertel der Mischung in eine Schale geben, mit Milch nach Belieben übergießen. Das Müsli dann mindestens 30 Minuten im Kühlschrank abgedeckt ziehen lassen.
Das Müsli kann mit frischem Obst der Saison (Bananen, Beeren, Äpfel) verfeinert werden.

Früchte-Nuss-Müsli

800 g Naturjoghurt
(1,5 Prozent oder 3 Prozent)
4 EL Honig
20 Erdbeeren
2 Äpfel
4 EL Walnusskerne
12 EL Haferflocken

Den Joghurt mit dem Honig glatt verrühren.
Erdbeeren und Äpfel waschen und klein schneiden.

Die Walnusskerne grob hacken.
Das Obst, die Walnusskerne und die Haferflocken mit dem Joghurt vermischen.

Aufstriche

Dunkle Nuss-Nugat-Creme

500 g Haselnussmus	300 g Schokolade (85 Prozent Kakaoanteil)

Das Haselnussmus glatt rühren.
Die Schokolade in einem großen verschließbaren Glas im Wasserbad schmelzen.
Das Haselnussmus gründlich unter die Schokolade rühren.
Das Glas verschließen und die Nugatcreme erkalten lassen, am besten im Kühlschrank.
Die Creme bei Zimmertemperatur aufbewahren.

Frischkäse-Brotaufstrich mit Nuss

30 g Butter	1 Prise Salz
30 g Walnüsse	1 Prise Koriander
250 g Frischkäse (Doppelrahmstufe)	6 Walnusshälften zum Garnieren

Die Butter weich werden lassen und dann schaumig rühren.
Die Walnüsse fein hacken.

Anschließend die Butter mit dem Frischkäse, den Nüssen und Gewürzen vermengen.
Mit den Walnusshälften garnieren.

Käse-Nuss-Aufstrich *(2 Portionen)*

100 g Butter
200 g Käse (Edamer, 35 % F. i. Tr.)
2 Äpfel
4 EL Walnüsse
weißer Pfeffer
Salz

Die Butter schaumig rühren. Den Käse reiben.
Die Äpfel waschen, schälen und reiben.
Die Walnüsse klein hacken.
Alle Zutaten gut vermischen.
Den Aufstrich mit Pfeffer und Salz würzen.

Orangen-Nuss-Butter

250 g Butter
(Halbfett- oder Vollfettstufe)
100 g Haselnüsse
1 Orange (ungespritzt)
1 Päckchen Vanillezucker
3 EL Milch
(1,5 Prozent oder 3 Prozent)

Die Butter weich werden lassen.
Die Haselnüsse mahlen.
Die Schale der Orange abreiben.
Alle Zutaten miteinander verrühren, bis die Masse geschmeidig wird, und die Butter über Nacht durchziehen lassen.

Walnussbutter

100 g Walnüsse
200 g Butter
100 ml Honig

Die Walnüsse klein hacken und im Backofen bei 170 °C 7 Minuten lang rösten, dann abkühlen lassen.
Die Butter mit einer Gabel cremig rühren und mit den gehackten Walnüssen und Honig vermischen.
Die Butter kühl stellen.

Walnuss-Frischkäse mit Beeren

80 g Walnüsse
40 g getrocknete Blaubeeren
40 g getrocknete Himbeeren
40 g Rosinen
50 ml Orangenlikör
400 g Frischkäse
(Halbfett- oder Vollfettstufe)

Die Walnüsse fein hacken und im Backofen bei 170 °C 7 Minuten lang rösten, dann abkühlen lassen.
Die getrockneten Blaubeeren, Himbeeren und Rosinen mit dem Orangenlikör 10 Minuten lang marinieren.
Den Frischkäse cremig rühren.
Die Beeren aus der Marinade nehmen und zusammen mit den gehackten Walnüssen und dem Frischkäse vermengen.
Der Frischkäse passt gekühlt sehr gut zu Bagels.

Walnussquark

250 g Quark
(Mager- oder Vollfettstufe)
3 EL Sahne
2 EL Mayonnaise
½ Tasse Rosinen
½ Tasse Walnüsse

Den Quark, die Sahne und die Mayonnaise in eine Schüssel geben, miteinander vermischen und dann mit dem Handrührgerät zu einer streichfähigen Masse verarbeiten.
Die Rosinen und die Walnüsse klein hacken, dann zum Quark geben und alles gut vermischen.

Getränke

Bananen-Orangen-Drink mit Walnüssen *(2 Portionen)*

1 Orange
1 kleine Banane
50 g Walnüsse
250 ml Magermilch
100 g Magerjoghurt
3 EL Honig
½ TL Vanillezucker
4 Walnusshälften
4 Minzeblättchen

Orange und Banane schälen, beides grob zerkleinern.
Die Walnüsse fein hacken.
Alle Zutaten in einen Standmixer füllen und pürieren.
Das Getränk auf zwei große Gläser verteilen.
Mit Walnusshälften und Minzeblättchen dekorieren.

Bananen-Smoothie mit Walnüssen

120 g Walnüsse
2 Bananen
300 ml Sojamilch
60 ml Kondensmilch
Eiswürfel
Walnüsse zum Dekorieren

Walnüsse klein hacken, im Backofen bei 170 °C 7 Minuten lang rösten und abkühlen lassen.
Bananen schälen, klein schneiden, mit Sojamilch, Kondensmilch und Eiswürfeln in einem Mixer pürieren.
Die abgekühlten Walnüsse zugeben und den Soja-Smoothie nochmals aufmixen.
In 4 Gläser geben, mit einigen gehackten Walnüssen bestreuen und servieren.

Walnuss-Flip

4 EL Walnüsse
600 g Vollmilchjoghurt
4 TL Instant-Kakao
2 EL Cognac
200 ml Sahne
Zucker nach Geschmack
4 Walnusshälften
etwas Schokoladenraspel

Walnüsse fein hacken.
Die Nüsse mit Joghurt, Kakao und Cognac verquirlen, 100 ml Sahne und Zucker nach Geschmack dazugeben.
Die Mischung gut gekühlt auf vier Gläser verteilen.
Die restliche Sahne steif schlagen und auf den Drink geben.
Jeden Drink mit einer halben Walnuss und etwas Schokoraspeln verzieren.

Walnuss-Likör aus grünen Nüssen

8 grüne Walnüsse (im Juni geerntet)
1 Handvoll Sauerkirschen
1 l Weingeist (96 Prozent)
1,5 kg Zucker

Die grünen Nüsse vierteln.
Die Sauerkirschen zerquetschen und auch die Kerne zerschlagen.
Nüsse und Sauerkirschen in eine Flasche bzw. Gefäß mit entsprechend großer Öffnung füllen.
Mit dem Weingeist auffüllen und drei Wochen an einem warmen Ort stehen lassen. Die Mischung wird dann dunkelbraun.
Die Flüssigkeit filtern und wieder in die Flasche bzw. das Gefäß einfüllen.
Den Zucker mit 500 ml Wasser zu Sirup verkochen, abkühlen lassen und zu dem Ansatz füllen. Dann den Ansatz ungefähr 3 Wochen stehen lassen.
Schließlich den Ansatz mit 1 l Wasser auffüllen, den Likör in schöne Flaschen abfüllen.

Tipp:
Der Likör ist mindestens 4 Jahre haltbar, schmeckt aber auch schon direkt nach dem Abfüllen sehr gut.

Die Autorin

Gabriela Schwarz, Jahrgang 1958, studierte Chemie und arbeitet heute erfolgreich als freie Autorin und Medizinjournalistin. In ihren inzwischen zahlreich erschienenen Büchern widmet sie sich vor allem Gesundheitsthemen, so auch in den Herbig-Hausapotheken *Die Heilkraft der Kräuter* und *Gesund mit Sauerkraut und Kohl.* Gabriela Schwarz lebt und arbeitet in München.

Bildquellen

Bild 1 © Krzysztof Slusarczyk/Shutterstock.com, Bild 2 © marco mayer/Shutterstock.com, Bild 3 © Worytko Pawel/Shutterstock.com, Bild 4 © Yuri Arcurs/Shutterstock.com, Bild 5 © Adam Lu/Shutterstock.com, Bild 6 © matin/Shutterstock.com, Bild 7 © Aleksandr Bryliaev/Shutterstock.com, Bild 8 © pistolseven/Shutterstock.com, Bild 9 © JIANG HONGYAN/Shutterstock.com , Bild 10 © Photography Perspectives - Jeff Smith/Shutterstock.com, Bild 11 © Monkey Business Images/Shutterstock.com, Bild 12 © Jiri Hera/Shutterstock.com, Bild 13 © CWA Studios/Shutterstock.com, Bild 14 © Subbotina Anna/Shutterstock.com, Bild 15 © Krzysztof Slusarczyk/Shutterstock.com, Bild 16 © sarsmis/Shutterstock.com, Bild 17 © sarsmis/Shutterstock.com, Bild 18 © matka_Wariatka/Shutterstock.com

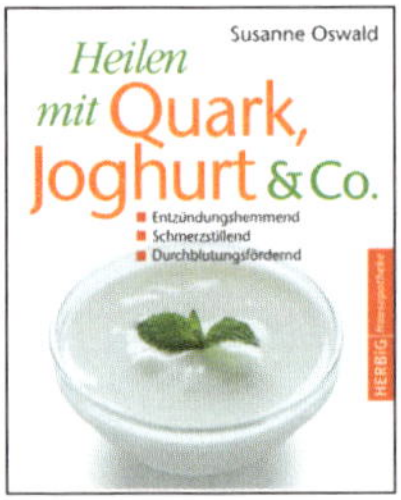

176 S., ISBN 978-3-7766-2689-6

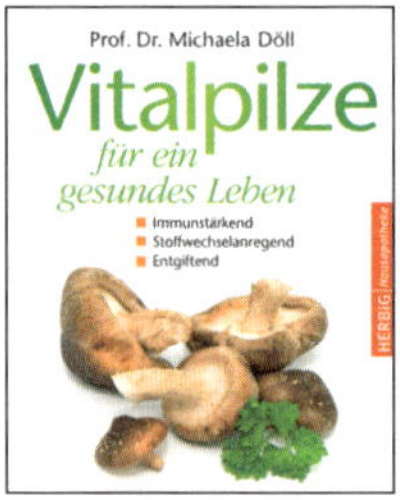

176 S., ISBN 978-3-7766-2690-2

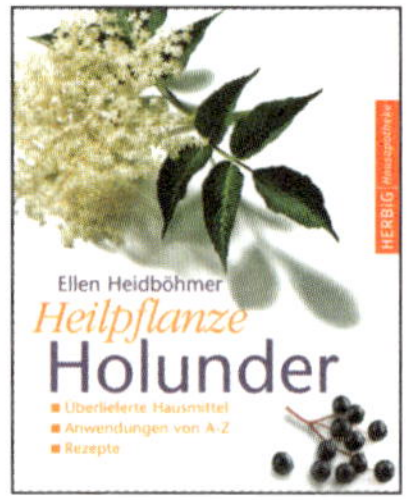

192 S., ISBN 978-3-7766-2518-9

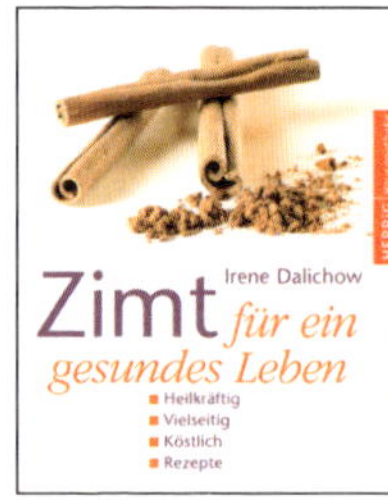

192 S., ISBN 978-3-7766-2499-1

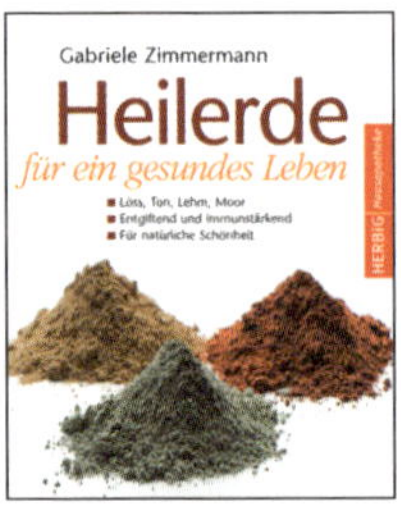

176 S., ISBN 978-3-7766-2650-6

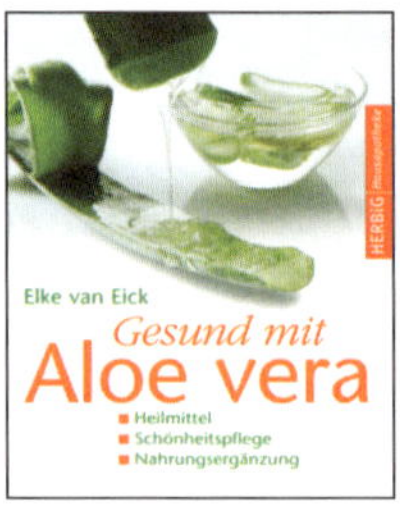

176 S., ISBN 978-3-7766-2541-7

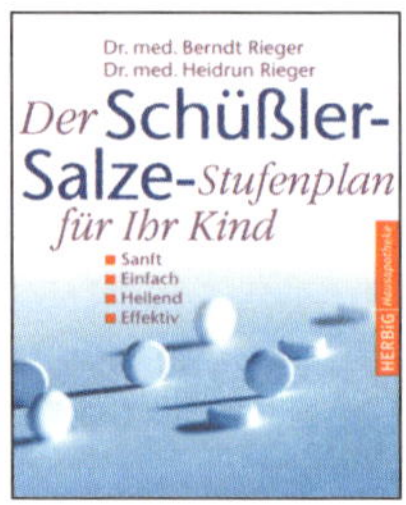

192 S., ISBN 978-3-7766-2449-6

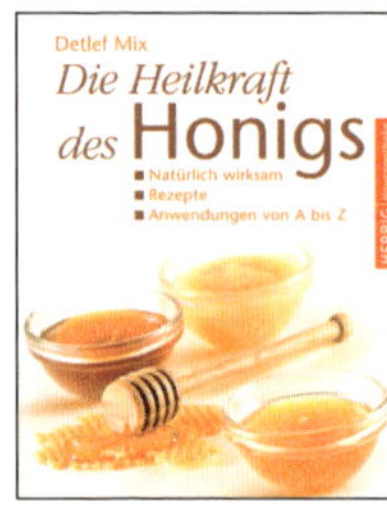

192 S., ISBN 978-3-7766-2498-4

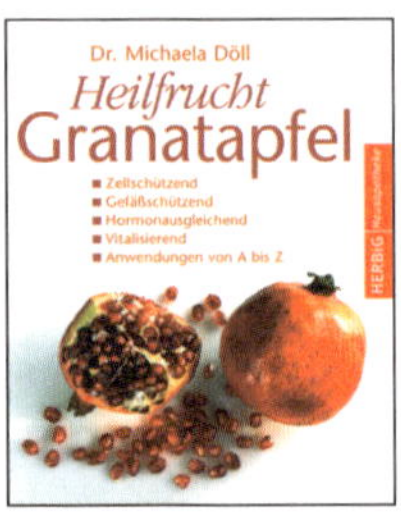

176 S., ISBN 978-3-7766-2548-6

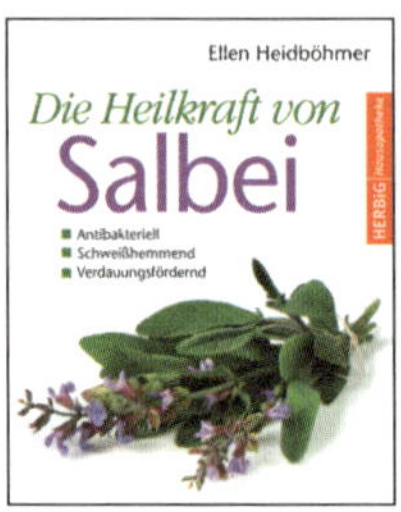

176 Seiten, ISBN 978-3-7766-2696-4

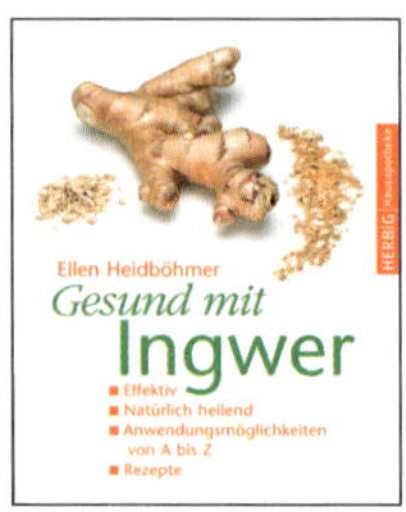

208 S., ISBN 978-3-7766-2467-0

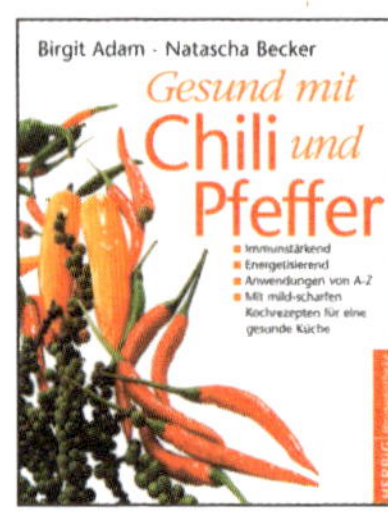

176 S., ISBN 978-3-7766-2622-3

Kompetente Hilfe aus der sanften Medizin

Informationen zu allen Herbig Hausapotheke-Ratgebern unter www.herbig-verlag.de